U0333005

广西壮族自治区中医药管理局科技项目

妇科常见病

中、瑶医特色疗法与护理技术

王粤湘 彭锦绣 农秀明 张秀华 ◎ 主 编

Gvangjsih Minzcuz Cuzbanjse
※ 广西民族出版社

图书在版编目（CIP）数据

妇科常见病中、瑶医特色疗法与护理技术／王粤湘，彭锦绣，农秀明，张秀华主编. —南宁：广西民族出版社，2020.10
ISBN 978 - 7 - 5363 - 7386 - 0

Ⅰ.①妇… Ⅱ.①王… ②彭… ③农… ④张… Ⅲ.①瑶族—民族医学—妇科病—常见病—诊疗—汉、瑶 ②瑶族—民族医学—妇科病—常见病—护理—汉、瑶 Ⅳ.①R295.1

中国版本图书馆 CIP 数据核字（2020）第 142534 号

FUKE CHANGJIANBING ZHONG，YAOYI TESE LIAOFA YU HULI JISHU

妇科常见病中、瑶医特色疗法与护理技术

王粤湘　彭锦绣　农秀明　张秀华　主编

出 版 人：石朝雄
策划组稿：覃琼送
责任编辑：覃琼送　赵学祥
瑶文翻译：赵春金
装帧设计：文　雯
主　　审：陈慧侬
责任校对：黄一清　翟芳婷
责任印制：梁海彪　刘文峰
视频摄制：吴柏强　刘　晓　谢奇诗
出版发行：广西民族出版社
　　　　　地址：广西南宁市青秀区桂春路3号　邮编：530028
　　　　　电话：0771 - 5523216　传真：0771 - 5523225
　　　　　电子邮箱：bws@gxmzbook.com
印　　刷：广西壮族自治区地质印刷厂
规　　格：787 毫米 ×1092 毫米　　1/16
图　　片：42 幅
印　　张：11. 25
字　　数：230 千
版　　次：2020 年 10 月第 1 版
印　　次：2020 年 10 月第 1 次印刷
书　　号：ISBN 978 - 7 - 5363 - 7386 - 0
定　　价：60.00 元

《妇科常见病中、瑶医特色疗法与护理技术》
编委会

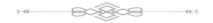

瑶医百花园中的独秀之花
（代序）

我从事医学工作以后，对瑶族、瑶山、瑶医有所接触而有肤浅的认识。因为巡诊与教学，我到过三江、贺县（今贺州市八步区）、金秀、平乐、恭城、龙胜、钟山、钦州等地的边远山区，了解到瑶族是一个淳朴、勇敢的民族，他们多集居生活在称为瑶山的南方地区。为与疾病抗争，繁衍后代，他们在长期的生产生活实践中积累了丰富而独具特色的疾病预防、治疗方法及用药方式，这是瑶族灿烂文化的一部分，应发扬光大。

最近，课题组"妇科常见病中、瑶医特色疗法与护理技术"成员之一王粤湘带来她们的课题成果《妇科常见病中、瑶医特色疗法与护理技术》（打印稿）与我学习，我对该课题成果表示祝贺。

此课题成果，我认为有以下方面的突出优点：一、将是第一本瑶医妇科专科著作，书稿能从经、带、产后、杂病方面全面系统地收集整理，内容丰富，为以前册子中所未有。二、集特色治疗护理和技术操作于一身，便于临床应用。书稿中中医、瑶医护理技术操作部分有所创新，实用性强。三、书稿中收集发掘的妇科中医、瑶医特色疗法和护理技术操作方法多样，诊疗手段丰富而独特。书稿中所提到的药物，多为产于瑶山的动物、植物、矿物，采集方便，源丰价廉，简单、易得、有效。本书稿是瑶族医学的宝贵组成部分。

丁酉初春，桃红柳绿，为万物生长之时。课题组成员经过4年多的努力，不辞劳苦，深入瑶山走访瑶族群众，收集资料，考查验证，最后整理成册，今已全部完成课题任务。这是瑶医百花园中的独秀之花，是瑶医灿烂的文化之一，我愿推荐其出版。

第三批全国名老中医药专家学术经验继承工作指导老师，桂派中医大师，

二级教授，中科院首届博士后指导老师

陈慧侬

书于丁酉春

注：此序文字取自陈慧侬手书，有改动。

陈慧侬手书

　　瑶族、瑶山、瑶医，在我从事医学工作以后有所接触而有肤浅的认识。因为巡诊与教学，曾到过三江、贺县、金秀、平乐、蒙城、龙胜、钟山、钦州等地的边远山区，体会到瑶族是一个淳朴、勇敢的优秀民族，他们多集居生活在南方连绵山区称瑶山。为与疾病抗争，繁衍后代，他们在艰苦的历史长河里积累了丰富的特异特色的治疗方法及特色的用药称瑶医，是瑶族灿烂文化的瑰宝之一。应发扬光大。

　　最近，课题《妇科常见病中瑶医护理与特色疗法的护理技术操作》成员黄莉香率集他们的课题成果一书与我学习。我愿为该书出版，表示祝贺。

（打印稿）此课题成果，本人认为有以下方面的突出优点：一、为第一本瑶医妇科专科著作，能从月经、带、产后、乳病发等全面系统的收集整理，内容丰富为以前册子中所未有。二、集特色治疗护理及技术操作于一身，便于临床应用，书中瑶医护理技术操作部分有所创新。三、书中所收集发掘的妇科瑶医特色疗法和护理技术操作方法多样，治疗手段独特而丰富。书中所提药物，均为产于瑶山的动、植、矿物，采集方便，诸丰价廉，简单易操有效。本书是瑶医学的宝贵组成部分。

丁酉初春，桃红柳绿，为万物生长之时，谭老组织经过四年多的努力，不辞劳苦，深入瑶山走访瑶民，收集资料，并查验证，最后整理成册，今已全部完成出版，这是瑶医百花园中独秀的花，是灿烂瑶医文化之一，我愿为其推荐出版。

二级教授
中科院首席博士后指导老师
陈慧侬
于丁酉春

前　言

瑶族是一个有着悠久历史文化的民族。他们大多生活在山高、多雨、多雾的地方，自然环境恶劣，容易受疾病的侵袭。如今，仍有不少瑶族妇女在家中生孩子，由接生婆接生。这些瑶族妇女很少患妇科疾病。2006 年 3 月 8 日，联合国总部召开"国际妇女健康论坛"会议，会议上，国际妇女联合会评定中国瑶族妇女为"世界上身体最健康的女性"。瑶族人民在长期的生存和繁衍过程中，在与疾病做斗争的实践中，创造出一系列抵抗疾病、维护健康的瑰宝——中医、瑶医特色疗法，如中药、瑶药内治法，中药、瑶药外治法，卫生习俗和疾病预防法等。其中最具代表性的就是神奇的"三天出工"，亦称三泡瑶药，它是瑶族千年传世古方。产妇经过三泡瑶药，一般三天后可下床做家务，七八天后可下田插秧，上山砍柴。经过长期的实践和历代瑶医的不断探索，这些中医、瑶医特色疗法在提高瑶族人民健康水平方面起到了巨大的作用。然而，由于瑶族没有文字，中、瑶医药在妇科疾病治疗中宝贵的护理、保健与预防经验没有得到挖掘、整理。

课题组成员通过研究文献，对瑶医、瑶族妇女进行访谈等，挖掘、整理瑶医在妇科疾病治疗中宝贵的经验，如治疗原发性痛经、闭经、更年期综合征、带下病、宫颈炎、孕期便秘、产后关节痛、产后贫血、产后大便难、产后腰痛、乳痈、不孕症的经验及产褥期护理经验等，最终汇编成《妇科常见病中、瑶医特色疗法与护理技术》一书。本书收集了瑶族人民一直沿用的具有中医、瑶医特色的护理、预防、保健方法，以及特色疗法的护理操作经验，为妇科疾病患者提供了效果显著、无痛苦、无副作用、易于操作、便于推广的方法，具有科学性、创新性、先进性，突出了民族医药的特色。

中医和瑶医都是祖国传统医药的重要组成部分。《妇科常见病中、瑶医特色疗法与护理技术》一书以弘扬民族文化、发扬民族特色、面向基层、简明实用为指导思想，深入挖掘、收集和整理瑶医在妇科疾病治疗中宝贵的经验，形成集医疗、护理、预防保健及康复为一体的妇科常见病中医、瑶医护理、预防、保健方法，以及特色疗法的护理技术操作，适合广大医、药、护理人员尤其是基层医务工作者阅读和参考。本书系统介绍了13种妇科常见病的中医、瑶医医疗、护理、预防、保健方法及注意事项，介绍了12种具有瑶医特色的护理技术操作方法、适应症、禁忌症、意外的表现和处理以及注意事项，同时介绍了特色疗法在常见病中的临床应用情况，让大家能掌握这些疗法的基本知识和基本技能，在临床中能熟练运用各种特色疗法治疗、护理常见病症。这有利于拓展护理工作的内涵，有利于推动瑶医药的发展，有利于瑶族地区经济的发展。全书较为系统地介绍中医、瑶医治疗、护理妇科常见病的专业知识，为传承、研发瑶医药，提高人类的健康水平提供理论与实践的参考资料。

本书中提到的药物，多为产于瑶山的动物、植物、矿物，采集方便，源丰价廉，具有鲜明的民族特色和地方特点。

为了更有利于瑶族医药知识的传播，本书加了瑶文目录及国际音标，章名、瑶医病名等处也加了瑶文及国际音标。封底附上 10 个二维码，二维码内容为部分特色疗法的操作视频，供习医者与患者学习参考。

医疗事业是关乎我国民生的大事，发展医疗事业，为广大人民提供绿色健康疗法，提高人民群众健康水平是新时代的要求。2009 年，《国务院关于进一步促进广西经济社会发展的若干意见》指出，要促进中医药和民族医药事业发展，实施壮、瑶医药振兴计划。党的十九大提出，要坚持中西医并重，传承发展中医药事业。瑶医药是我国医药事业的重要组成部分，数千年来，蕴藏在民间的许多秘籍亟待我们去探索，去发现，去整理。我们虽然汇编出版了《妇科常见病中、瑶医特色疗法与护理技术》一书，但是由于瑶医药的文字记载史料较少，挖掘整理时间仓促，第一手资料收集不全，一些问题还需要做进一步的探讨，加之编者水平有限，书中难免存在错漏之处，敬请专家和广大读者予以指正。

目　录

Mouc luh
Mou¹³ lu³¹

瑶医护理概要

（瑶文：Yiuh ei fuh leiz kaix yaox

国际音标：Jiu^{31} ei^{33} fu^{31} lei^{231} gai^{24} jao^{24}）

瑶族是一个古老的民族。传说瑶族先民是古代东方"九黎"中的一支，秦汉时期，瑶族先民以长沙、武陵或五溪为居住中心，南北朝时期，部分瑶族以衡阳、零陵等郡为居住中心。《梁书·张缵传》说："零陵、衡阳等郡，有莫徭蛮者，依山险为居，历政不宾服……"这里的"莫徭"就是指瑶族。隋唐时期，湖南大部、广西东北部和广东北部山区为瑶族的主要分布地，故有"南岭无山不有瑶"的俗语，反映了瑶族先民依山而居的状况。唐末五代时期，湖南资江中下游，以及湘、黔之间的五溪地区，仍有较多的瑶族居住。宋代，一定数量的瑶族向两广北部迁入。元代，由于战争和天灾等原因，瑶族不断搬迁，一路南移至两广腹地。到了明代，瑶族主要分布于两广，集中居住在广西中部偏北的地区。明末清初，有部分瑶族由两广迁徙至云南、贵州，因而，瑶族基本上遍及了今天的南方六省，表现了"大分散、小聚居"的特点。明中叶以后，有部分瑶族从我国广西、云南迁徙至越南、老挝、泰国等东南亚国家。[1] 越南战争期间（1961—1975年），部分瑶族由于受到战争影响而转移至泰国难民营避难，后

---

[1]瑶族. 中华人民共和国政府网［引用日期 2018 - 04 - 10］.

被联合国难民署以难民身份安置到欧美诸国。① 几千年来，瑶族人民为了生存和健康，在与恶劣的自然环境和各种疾病做斗争的过程中，积累了丰富的、独特的防护经验。对瑶族传统医药防护知识的整理和挖掘，有利于传承和发扬瑶族医药传统文化，造福人类。

一、瑶医护理概要

瑶族是一个勤劳、勇敢、智慧的民族。中华人民共和国成立前，由于民族压迫和战争的影响，瑶族人民频繁迁徙，过着刀耕火种的艰苦生活。他们常年居住在深山密林中，那里到处是高山陡坡，悬崖峭壁，气候多变，云雾瘴气围绕，自然生存环境较为恶劣。在不断迁徙中，在长期生存和繁衍的过程中，在与疾病做斗争的实践中，瑶族人民创造、积累了一系列抵抗疾病、维护健康的诊治方法和验方验药。千百年来，瑶族人民利用瑶山丰富的动植物资源，结合自身的生活习俗、特殊的地理环境和常见病种，总结了利用草药防病治病的良药良方，并在长期的应用实践中，不断挖掘整理完善，不断吸收中医学和其他民族医学的精华，形成了独具一格的瑶族医药——瑶医。瑶医逐渐发展成为一门以"三元和谐""盈亏平衡""诸病入脉"等为核心的理论体系。瑶族人民口耳相传、指药传授、指症传经，在采药与治病实践中逐渐掌握各种草药的名称、形态、功用，学习各种秘方、验方和使用方法，并以父传子、子传孙，传一不传二等方法相传下来。②

瑶医的涉及面较广，治疗手段亦较多。瑶族人民居处多为深山老林，海拔高，气候寒冷潮湿，风湿痹痛、痧、瘴、蛊、毒等是多发病、地方病。在与猛兽、毒虫及各种疾病做斗争的过程中，瑶医总结了一系列以草药外敷、内服、外洗的适合瑶族人民实际和具有瑶族地区民族特色的养生保健、强身健体的治疗方法，有内服、外洗、药浴、外敷、拔罐、药垫、火攻、杉刺、针挑、刮痧、挟捏、蛋灸、艾灸、油火灯灸等，并用于肝炎（甲肝、乙肝）、肝硬化、脑血栓、肺结核、瘫痪、头疼脑热、伤风感冒、肾结石、前列腺炎、月经不调、子宫脱垂、不孕、难产、四肢酸疼、疯癫、体虚、皮肤病、风湿麻木、骨折、跌打损伤及各类毒蛇咬伤等病种。特别在运用草药治疗风湿麻木和妇科疾病方面有独到之处，如常使用药浴，可驱除疲劳、舒筋活络，防治伤风感冒，治疗皮肤病、疮疖

---

① 何红一. 美国瑶族文献与世界瑶族迁徙地之关系 [J]. 中南民族大学学报（人文社会科学版），2011（5）：58-63.
② 瑶族. 贵州省民族宗教事务委员会网 [引用日期 2018-04-10].

肿瘤、风湿、关节炎症、妇科病等。同时，瑶族中扶危帮困、互助合作等优秀传统和护理行为，为维护瑶族人民的健康发挥了积极的作用。[①]

　　瑶族医药是祖国医药的重要组成部分。多年来，党和政府高度重视瑶医药的挖掘整理工作，但是人们在挖掘、整理、研究瑶族医药文献古籍的过程中发现有关瑶医护理的系统论述文献比较少，对妇科病方面护理的论述更是鲜见。有关瑶医护理的内容多是零散地记载于各种医学书内，融入诊治疾病的过程之中，反映出医、护、药合一的现象。瑶医既是医生，也是护理员，许多护理环节也都是由医生在诊疗过程包括病前、病中、病后自行完成。如药浴，瑶医将几十味瑶山草药挖取回来后加以配制，以一定的火候熬制成药水供患者泡浴，在泡浴时顺便对患者泡浴时间的长短、泡浴后的注意事项进行指导等。随着社会、医学及现代护理技术的不断发展，瑶医护理在保持和发扬传统特色的情况下，也在逐步发展，初步形成了系统的、符合瑶医实际的瑶医护理理论，挖掘、整理瑶医特色疗法和护理技术对瑶医护理的发展有着十分重要的意义。

二、瑶医护理内容

　　护理是在相关护理理论的指导下，对健康人或患者进行情志护理、生活起居护理、饮食护理、运动指导等，并运用护理操作等维护健康和提高临床疗效的一系列方法。早在《黄帝内经》一书中，就有情志护理、生活起居护理、饮食护理等记载。瑶医认为任何疾病的产生，都与个人生活习惯有关，因此，瑶族人民的养生文化推崇在衣、食、住、行等方面养成良好的生活习惯，保持乐观的情绪，为预防疾病打好坚实的基础，这也成为瑶医护理的基本内容。

　　（一）情志护理

　　情志护理是以中医基础理论为指导，以良好的护患关系为桥梁，应用科学的护理方法，改善和消除病人的不良情绪，从而达到预防和治疗疾病目的的一种方法。[②] 情志护理也是通过调和七情、舒缓气机来消除负面情绪影响的一种心理护理方法。情志，分为七情和五志。七情指的是喜、怒、忧、思、悲、恐、惊七种情绪。五志在《黄帝内经·素问·阴阳应象大论》中归纳为怒、喜、思、悲（忧）、恐（惊）。七情和五志在形式上表现不一样，七情是在外来刺激作用下表现于外的情绪，五志是在外来刺激作用下隐藏于内的志意。《黄帝内经·灵枢·

①瑶族. 中华人民共和国中央人民政府网［引用日期 2018 - 04 - 10］.
②刘虹，徐桂华. 中医护理学基础［M］. 北京：中国中医药出版社，2005.

本藏》强调："志意者，所以御精神，收魂魄，适寒温，和喜怒者也……志意和则精神专直，魂魄不散，悔怒不起，五藏不受邪矣。"这说明情志在维持身体健康和促进身体的康复过程中有不可取代的地位和作用。五志致病常有五志"不节"或"不时"。情志护理可使五志发而中节，张弛有度，减轻或消除患者紧张、恐惧、忧虑、愤怒等负面情绪的刺激，从而维持人体气血阴阳平衡，树立战胜疾病的信心，起到预防和治疗疾病的作用。

1. 心态平和。在预防和治疗疾病以及养生保健理论方面，瑶族人民虽然没有关于情志（精神、心理）的论述，但他们认为如果想问题过多、心情急躁、受惊吓、受打击等，容易导致各类精神疾病。瑶族人民的这种想法符合《黄帝内经·素问·生气通天论》中"清静则志意治，顺之则阳气固"的观点。因此，瑶族人民在与恶劣的自然环境进行艰苦卓绝的斗争生活中，逐渐形成了开朗乐观、与人为善、知恩图报、知足常乐、热爱劳动、坚韧不拔、与世无争的民族特性。他们主张在日常生活中要保持清静的心态，"尊崇万物""顺乎自然"，减少思虑，排除杂念，不喜怒无常，不发"无名火"，达到精神内守、"三元和谐"、维系身心健康、延年益寿的目的。

2. 移情易性。由于封建统治阶级的驱赶和掠夺，瑶族人民频繁迁徙，长期在深山密林中过着游耕生活，生活困难，身心疲惫。但是，他们不畏艰辛，喜爱唱歌，怡然自乐。他们认为开口唱歌能忘掉忧愁，缓解疲劳。瑶族人民在日常生活、劳动中歌声不断，如在田里插秧唱插秧歌，上山采茶唱采茶歌，喝酒时唱酒歌，开垦山坡时也要唱歌。他们敲起锣鼓，一人领唱，众人合唱。此外，还有寿歌、丧歌、孝歌等。瑶族人民还通过独特的传统节日如春节、清明节、社节、盘王节、祝著节、耍望节等和各种各样的体育、娱乐活动如打长鼓、赛陀螺、射弩、围猎、抛绣球等来转移不良情绪，愉悦身心，帮助恢复良好的心态，促进身心健康。

（二）生活起居护理

生活起居护理的目的在于促进身体内外阴阳的协调平衡，恢复和保养正气，增强身体抵御外邪的能力，为治疗疾病和身心的康复创造良好的条件。生活起居护理的基本原则是顺应自然、平衡阴阳、起居有常、劳逸结合、慎避外邪，形神共养。[①]

---

①陈建章. 中医护理［M］. 北京：人民卫生出版社，2012.

古人云"天人相应"，说明人与自然环境息息相关，人体内在的改变与自然界的变化是相互呼应、相互关联的。瑶医认为，人体患病与自然环境、饮食不调、冷热不适、意外创伤、劳累过度、房事不节、先天禀赋异常等因素有密切的关系。例如，他们认为想问题过多、心情急躁、受惊吓等容易导致各类精神疾病，受冷、受湿容易得风湿病，外界气候与体内血液不适时，也会生病。同样，因为人的抵抗力各不相同，当外界环境发生变化时，抵抗力弱的人就易生病。①《黄帝内经·素问·宝命全形论》中曾有言，"人以天地之气生，四时之法成"，提出了要顺应四时而养生的观点。《黄帝内经·素问·上古天真论》中还记载："上古之人……食饮有节，起居有常，不妄作劳，故能形与神俱，而尽终其天年，度百岁乃去。今时之人不然也……逆于生乐，起居无节，故半百而衰也。"② 孙思邈在《千金要方》中说："善摄生者，卧起有四时之早晚，兴居有至和之常制。"瑶医充分认识到，在养生过程中不但要重视人与自然环境统一，人与社会环境统一，还要懂得季节、气候等自然变化的规律，做到食饮有节、起居有常、不妄作劳，避免外邪入体，以达到健身、防病的目的。

1. 起居有常。瑶族人民很注重日常生活起居，强调生活要有规律，起居要有常，劳逸要有度，卫生要常做，这样才能保持良好的健康状态，促进患病的身体恢复健康。如违背正常、科学的生活规律，轻则引起身体盈亏失衡，重则引发多种疾病。因而在日常生活中，瑶族人民日出而作，日落而息，按照四时阴阳的变化规律调整睡眠时间，不管是寒冬腊月还是炎夏酷暑，每天晚上都要洗澡，换洗衣、裤，③ 在"六月太阳猛，晒死虫蚁人健康"的农历六月初六晒衣节，把被服取出暴晒，除湿杀虫。④ 同时，人们穿宽松、透气的土棉布衣裳，注意保暖御寒，防止寒邪入体，以使身体舒适，有利于身心健康。

2. 修心养性。瑶族人民在日常生活中不仅注意身体的保养，更注重精神的摄养。瑶族人民出于图腾崇拜和宗教信仰，在繁重的生活、劳动之余，依据环境、事由（民族习俗、宗教仪规、生活习惯等），因人、因时、因地而异开展内容丰富多彩的健身游戏和盘王节等节日庆祝活动，男女老少都去参加，广交朋友，陶冶性情，提高身体素质，增强身体的抗病能力，以起到愉悦身心、修心养

①李嵘，龙春林. 云南金平瑶族医药初探 [J]. 中国药学杂志，2000，35 (11)：775 - 779.
②黄帝内经 [M]. 北京：人民卫生出版社，2013.
③辛苦，黄革. 洗澡节 [J]. 民族研究通讯，1985 (2).
④兰克宽. 晒衣节 [J]. 广西民族学院学报（哲学社会科学版），1984 (1).

性的作用。

（三）饮食护理

饮食护理指通过调节饮食来防治疾病、增强体质的一种方法。它是指在治疗疾病的过程中，根据食物的性味、归经及功能，合理地调配及摄取食物，并注意饮食宜忌。中医认为饮食是人体五脏六腑、四肢百骸得以濡养的源泉，是人体气血津液之源。[①] 孙思邈认为，"安身之本，必须于食，不知食宜者，不足以全生"。可通过食物的特性来调理人的身体状态：正确、合理的饮食治疗、饮食调养可以影响疾病的病理变化过程，具有防病治病及保健的重要作用，可以提高药物疗效，缩短疗程；反之则可能加重病情。[②]《黄帝内经·素问·刺法论》提出饮食原则为："无食一切生物，宜甘宜淡"，饮食有节，"欲令脾实，气无滞饱，无久坐，食无太酸"等。[③] 瑶族人民在日常生活中注意到食物与人体健康的关系，积累了丰富的药膳疗法经验，"药食同源"是瑶医治病的特色之一。他们认为食物与药物一样，具有四气五味和升降沉浮的特性，因而许多食物具有治病、补益的作用。所以，民间瑶医常将药物与动物的肉、骨头、内脏，鸡蛋或红糖等同煎煮后服用，增加身体对动物蛋白的摄取量，提高身体的抵抗力，增强药效，减轻药物的毒副作用，利于身体康复。在古代，瑶族先民男女老幼常吃药粑驱虫，安全方便，疗效显著。[④]"打血旺"可利用羊血中丰富的蛋白质及铁质来补充人体内这些物质的不足，用于治疗营养性或缺铁性贫血患者。[⑤]"打油茶"可驱风逐寒通经络，健脾醒神，清利头目，起到防护、养生等作用。瑶医强调患病时要饮食有节、按时定量，合理安排膳食，食物荤素搭配得当，保持新鲜、干净，禁食腐烂、变质的食物，满足全面的营养要求。同时，注意根据病人的年龄、症候、体质情况和地域、气候、季节的差异来因人、因症、因地、因时安排饮食，注意饮食禁忌，加强身体的自我保健。如：产后、病中或病后以及其他原因所致的体质虚衰等，服食以糯米或糯性籼米、糯性香米为主要原料酿制的刚"出窝"（酿成初期）的"嫩"福娘酒炖鸡肉、煮鸡蛋或兑混补药汁等，以滋补身体；重大节庆或有客人来时，则饮用福娘酒与烧酒混合并经特殊酿制的"冬（压）酒"；等等。

①梁百慧，方淼，刘莎莎，等. 中医饮食护理对化疗病人胃肠道反应的思考 [J]. 全科护理，2017，15（34）：4252-4256.

②郝军，王春花. 浅谈中医饮食护理 [J]. 四川中医，2013，31（7）：147-149.

③黄广平.《内经》饮食治疗和护理思想探析 [J]. 陕西中医函授，1996（8）：13-15.

④覃讯云，李彤. 中国瑶医学 [M]. 北京：民族出版社，2001.

⑤广西民族民间文学研究室. 广西少数民族民俗调查：第二集. 油印本，1982.

（四）防病保健护理

瑶族人民居住于山高林密之处，交通非常不便，在长期的疾病防护中，始终坚持自我救助，并逐渐积累了一些防病保健护理措施。

1. 针对某些疾病有互相传染的危害性，积极采取隔离病人、焚烧尸体或迁徙住所的方法来阻止疾病传播。《开建县志》曰："惧患痘，有出而染者，不得复入。"清代乾隆年间，王锦、吴光升纂的《柳州府志》曰："五月……为龙舟竞渡之戏，午日，折艾插户，以角黍相饷，饮菖蒲雄黄酒，男女戴朱书篆符，名曰辟邪疫。"对天花患者，金秀罗运地区采取严禁回原村居住的隔离方法。对疟疾、痢疾等疾病，采用隔离法或让病患者搬到山上住，或是未经传染的人一齐到村外的田寮去住，将病人与其他居民隔开，并举行扫寨活动，以阻止疾病流行。《阮通志》记载："有病殁，则并焚其尸徙居焉。"火葬既可以消灭污染源，又可以保护环境。不少瑶族地区有火葬的习惯。同时，瑶族人民居住分散，降低人口密度，也降低了传染病传播的可能。[①]

2. 约定俗成，减少污染，防止疾病发生。瑶族人民在长期与疾病做斗争的过程中，逐渐形成了一些预防疾病的村规民约。瑶族人民发现水源、家居环境对疾病的发生有着重要的影响，主张"疏通沟渠，排除积水"，不用洗脸盆来洗脚，不互用碗筷用餐，不在屋内乱吐痰。瑶族的《瑶家河规》中也规定："不能乱倒杂物污染河水。"有些地区在石牌上面记载禁止随意投药毒鱼的规定等，以达到保护水源、防止污染环境、防止细菌的传播、减少疾病的发生、保护自身健康的目的。[②]

3. 医药保健与风俗文化紧密结合，疗疾康复，强身健体。瑶族人民重视防"未病"，洗药浴、喝药茶（药酒）、吃药蛋（药粑）、佩（挂）药袋、熏药草、扎药门[③]如同家常便饭，这些在瑶族人民繁衍生息与发展中发挥了积极的作用，也为人类的健康做出了贡献。

（1）洗药浴。瑶族五月初五用"百草药"煎液洗澡，过"洗澡节"。瑶族人民常在上山劳作，浑身酸痛、疲惫倦怠后，顺手采摘一些新鲜的樟树叶、水菖蒲等药草回家熬药水烫洗关节或全身，以消除劳倦，振奋精神。按照传统习俗，产妇分娩后要先后洗暖腹、净身、辟秽、舒筋、强体等作用的药水澡。毛奶崽（婴

---

①广西壮族自治区编辑组. 广西瑶族社会历史调查：第一册［M］. 南宁：广西民族出版社，1984.
②莫莲英，黄汉儒，何最武，等. 瑶族医药初探［J］. 民族研究，1991（6）：46-49.
③瑶族. 中国瑶族医药网［引用日期 2018-04-10］.

儿）出生以后要洗落地（见天）澡、三朝澡、开眼澡、满月澡、百日澡等，以去污涤秽、强身健体。端午节，各家各户从老到小轮流洗药水澡。参加瑶族重大民俗、宗教活动时，主事人员要洗七个或九个"净身"的药水澡。瑶族人民长期洗药浴，生病少，寿命长。八九十岁的老人仍上山砍柴，行走自如。妇女生产后泡药浴，身体恢复快，一般产后七八天即可参加野外劳动，往后母婴健康。

（2）喝药茶（药酒）。月子婆（产妇）用药草炖（煮）畜、兽、禽的肉、蹄或蛋汤喝，促进身体恢复，也可催奶（乳）；姑娘出嫁前"坐歌堂"，喝用药草熬制的"唱歌茶""拜亲茶"，出嫁途中喝"拦轿茶"，食"拦亲（轿）蛋"；小孩满百日要"开荤"时，喂食用药草熬成的药汁煮剁碎的禽、畜肉，增强胃肠功能，强壮筋骨；端午节饮少量雄黄酒以杀虫、解毒、防病；日常用多种药草和烧酒，加蜂蜜浸制成药酒饮用以驱风御寒，或者馈赠亲朋。

（3）吃药蛋（药粑）。姑娘来月经时，吃药草（伴鸡蛋煮）以疏通血脉。每年端午节前后，瑶族人民常常把药用植物的叶子捣烂，取其汁与糯米粉、黄糖做成药粑食用，用以驱虫。

（4）佩（挂）药袋。姑娘来月经时，用多种药草炒制后做成"好事带"（又叫"女崽带"）扎敷于腰腹部，以去污逐秽、辟邪避瘟；寒冷季节，用多种碾碎的药草细末缝制成肚兜，烤热后扎敷于小孩腹部以防寒；在麻疹、流感等疫病流行的季节，常用多种药草细末缝制成三角形的小香袋悬挂于小孩胸前以便经常嗅吸，起到防止毒邪疫瘟、强身健体、保平安成长的作用；上山进行劳动、狩猎等时，用药草的根、茎之皮经药汁、童便等反复浸泡后制成裤带扎于裤头，遇到外伤、急病或其他意外情况时，嚼食裤带（或用山泉水、尿液送服）以进行急救。为了达到节育的目的，瑶族妇女常将药袋佩戴在身上避孕。

（5）熏药草。瑶医用芳香类的药草熏"月婆房"（产房），以辟秽除瘴；将阴（晾）干的排草、满山香等药草放入橱柜之内，除异味，驱虫蚁。

（6）扎药门。瑶族至今一直有端午节扎药门的习惯。每逢五月初五，瑶族人民就用五月艾、菖蒲、葛麻藤等扎成一束插于门户以辟邪疫，保人丁兴旺。

（五）用药护理

明代医家李时珍指出："凡服汤药，虽物品专精，修治如法，而煎药者鲁莽造次，水火不良，火候失度，则药亦无功。"瑶医重视药物的煎煮与用法，并形成了一定的规定：不能用铁、铜器具熬药、盛装药液；不能在伙房的灶上、撑架上熬药；药物煎煮时成人量一般加冷水300毫升左右，而且于煎煮前先将药物浸泡 30—60 分钟，让其中的蛋白质、胶质和某些治疗成分溶出一部分，以利于其他有效成分的煎出。药物煎煮过程中要注意火候，一般开始用文火，随后逐渐加大，慢慢升温至适宜程度；煎煮时间为 30—60 分钟，特殊药物可在此基础上适当缩短或延长时间。药物煎好取汁服用，药渣则根据不同的病人、不同的病情进行不同的处理：或清晨倾倒于路上，或于夜晚将其放置于屋檐下或偏僻的楼板上，避免"打露水"。服药时间不宜一概而论，要因疾病、因人而异。一般情况下，药物宜空腹服用，而一些对胃有害的药物，则需饭后服用。有些瑶医认为人的生长发育与太阳的早出晚落有关，对于儿童，他们主张应在早上太阳出来之前服药；而对于成年人，主张在中午服药；对于老年人，则主张在太阳落山后服药。在这期间，女性服药时间应比男性晚 1 小时左右。也有些瑶医认为用药时间与患者的血液颜色有关系，如果患者的血液略显黄色，提倡早上用药；如果患者的血液略显黑色，提倡中午用药；如果患者的血液略显红色，则提倡下午用药。瑶医还强调用药要遵循一些禁忌，如治疗风湿病引起的心脏病、妇科病及儿科病的药物，不能用酒浸泡制成，以免因酒的火气大伤及患者的身体，还要忌吃鸡肉、牛肉及酸辣的食物等。[①]

（六）特色技法应用

瑶医"盈亏平衡论"认为人体脏腑、经络失之平衡则会产生疾病。[②] 因此，在瑶医药发展的历史长河中，瑶族人民在特定的生存环境下，总结了一些独特的、具有浓厚的地方和民族特色的防护技法，如药浴、外敷、外擦、火灸、艾叶灸、蛋灸、按摩、拔火罐、刮痧、挟捏痧、熏洗、针刺、杉刺等，用以调节人体盈亏与脏腑功能，缓解病痛，防病治病。在疾病治疗和康复的过程中，他们或单用，或综合运用防护技法。药浴集防病、治病、强身健体为一体，是较古老的治疗方法，瑶族先民每遇感冒发热、风湿骨痛、肢体麻木或瘫痪等疾病均以药浴疗疾。广为世人称道的产后药浴是瑶族一种独特的妇女保健方法，具有改善血液循环、加速皮肤代谢、舒筋活络、除恶祛邪、强身健体的作用。经过药浴，产妇一般 3 天后可下床做家务，七八天后可下田插秧、上山采樵而不损害身体。[③] 谷雨茶是预防和治疗伤风感冒等疾病的良药，瑶族先民除了将谷雨茶熬成浓茶内服外，还将其与鸡蛋、生姜、银质用品等混合后在人身上进行滚、推、拖、搓等以

①莫莲英，何最武. 瑶族医药的特点及传录方式 [J]. 中华医史杂志，1983，23（1）：52 - 54.
②覃讯云，李彤. 中国瑶医学 [M]. 北京：民族出版社，2001.
③王同惠. 广西省象县东南乡花蓝社会组织 [M]. 北京：商务印书馆，1936.

治疗关节酸痛等疾病。此外，瑶族先民还用鲜蒲公英捣烂外敷，治疗肝郁气滞型乳痈等。

三、展望与思考

瑶族传统医药是祖国传统医药的重要组成部分，瑶医护理以"三元和谐"和"盈亏平衡"为重要理论思想，历史悠久。瑶医护理非常重视身体和心理健康的调理，注重增强病人与疾病抗争的能力与信心，在调护身心健康方面有着广阔的前景，形成了具有浓厚的地方和民族特色的理论和护理经验。深入研究瑶医基于"三元和谐"和"盈亏平衡"理论的护理特点，在缓解患者临床症状，解除患者疾病痛苦，提高患者生活质量以及强身健体等方面有着积极的作用。在妇女保健方面，目前尚存在一些问题：一是相关疾病，尤其在妇科疾病方面瑶医护理文献不多；二是护理人员的瑶医理论基础薄弱，进行瑶医理论研究的人不多，不利于开展深层次的瑶医护理研究与临床工作；三是瑶医药在形成的过程中，受民风民俗观念、宗教文化信仰、环境与生产生活习惯的影响，疗效判断标准难以统一，有些方法未能在临床上推广。因此，实施瑶医护理时，应由简入繁，并尽可能客观化、标准化，以此指导护理工作人员的临床工作，发挥防治疾病的重要作用。同时，如何对瑶医护理做进一步的归纳整理研究，整理出适合瑶族传统医药发展的护理体系，带动和促进包括瑶医护理在内的其他民族医学护理的发展，从而推动我国护理学科的发展，是护理人员下一步努力的方向。

第一章
妇科常见病中、瑶医护理

（瑶文：Deih yetv zung　mienh sieqv ko fangh jianx baengx deng yiuh ei fuh leiz

国际音标：Tei³¹ jet⁵⁴ zuŋ³³　mien³¹ sie⁵⁴ kho³³ faŋ³¹ tɕian²⁴ pɔːŋ²⁴ teŋ³³ jiu³¹ ei³³ fu³¹ lei²³¹）

第一节　痛经的护理

（瑶文：Deih yetv hlamv　mung juaam nyei fuh leiz

国际音标：Tei³¹ jet⁵⁴ ɬam⁵⁴　muŋ³³ tɕaːm³³ ɲei³³ fu³¹ lei²³¹）

一、病名：

（一）瑶医病名：炉身源闷（瑶文：mung juaam，国际音标：muŋ³³ tɕaːm³³）。

（二）中医病名：痛经（dysmenorrhea）。

（三）中医分型：肾虚血瘀证、气滞血瘀证、寒湿凝滞证、肝郁化火证、气血虚弱证、肝肾不足证。

二、沿用时间：200多年

三、简要概述：

痛经是指妇女正值经期或行经前后出现周期性下腹疼痛，或伴腰骶酸痛，影响正常工作和生活的情况。痛经包括原发性痛经（功能性痛经）和继发性痛经。[1]本书仅以原发性痛经为例。原发性痛经是指生殖系统没有明显器质性病变，在行经前后或月经期出现下腹疼痛、坠胀，伴腰酸或其他不适症状，以致影响工作和生活的情况。痛经属瑶医的经乱症，易发于青年女子，临床常见有以下几种证型。[2][3]

（一）肾虚血瘀证：素体薄弱，或禀赋不足，肾气欠盛，以致子宫发育不良，颈管狭小，或者肾虚宫弱，子宫失固，前后屈曲，冲、任二脉不流通，血瘀内

---

[1]中华中医药学会. 中医妇科常见病诊疗指南［M］. 北京：中国中医药出版社，2012.

[2]夏桂成. 中医临床妇科学［M］. 北京：人民卫生出版社，1994.

[3]王永炎，王耀廷. 今日中医妇科［M］. 北京：人民卫生出版社，2000.

阻，经血排泄困难，不通则痛。

（二）气滞血瘀证：肝气不舒，气机不利，不能运血以畅行，血不能随气而流通，以致冲、任经脉不利，经血滞留于胞中作痛。

（三）寒湿凝滞证：久居阴湿之地，或经期感寒涉水，多饮酸冷，以致寒湿伤于下焦客于胞宫，经血为寒所凝，运行不畅而作痛。

（四）肝郁化火证：心情不畅，烦躁愤怒，以致肝郁气逆，逆而化火，郁而阻滞致痛。

（五）气血虚弱证：平素气血不足，或大病久病之后，气血两亏，行经后期，血海更虚，胞脉失养，引起疼痛，或血虚气滞，虚则胞络失养，滞则血行无力，亦致疼痛。

（六）肝肾不足证：体弱阴伤，或房劳多产，或长期湿热气火伤阴，以致肝肾亏损，阴血不足，行经之后，阴血更虚，胞络失养，是以致痛。

四、常见症候（主要症状、体征）：

原发性痛经多见于青春期少女，初潮后1—2年内发病，月经来潮前后7天或正值月经期间，出现周期性小腹疼痛，或痛引腰骶部、肛门、阴道及大腿内侧，伴有面色苍白、出冷汗、手足发凉、恶心呕吐，甚则剧痛难忍以致晕厥，影响正常生活与工作，并随着月经周期而发作。疼痛多呈阵发性、痉挛性，或呈胀痛或伴下坠感。

（一）肾虚血瘀证：月经后期，量少色紫，有血块，行经当日下腹剧痛，伴有腰酸，脉细弦，舌质偏紫红。初潮后即有月经不调史。

（二）气滞血瘀证：经前1—2日或经期小腹胀痛或坠痛，或阵发性疼痛，拒按，行经量少，或行经不畅，经血紫黯有块，或呈腐肉片样，血块排出后疼痛可减轻，经净后疼痛自消，常伴胸胁、乳房作胀，胸闷烦躁，舌质紫黯或偏红，舌边或有瘀点，脉弦。

（三）寒湿凝滞证：月经后期，经前数日或经期小腹冷痛，甚则牵连腰脊疼痛，得热痛减，按之痛甚，行经量少，色紫黯，有血块，常伴有畏寒身痛、便溏等，舌苔白或腻，脉弦或沉紧。

（四）肝郁化火证：经期无规律，或月经先期，或先后无定期，经前、经期少腹胀痛，小腹热灼性痛，刺痛，经量偏多，色紫红，有血块或夹黏腻之物，伴有胸闷烦躁、口苦口渴、乳房胀痛或触痛、小便黄少，舌红苔黄或腻，脉弦数。

（五）气血虚弱证：经期无规律，或月经后期，或有先期，经量偏少，或量多，色淡红，无血块，经后少腹坠胀、隐痛，绵绵不休，头晕眼花，心悸神疲，舌质偏淡，苔白，脉细或沉。

（六）肝肾不足证：经期无规律，或月经先期，或有后期，经量偏多或偏少，色红无血块，小腹隐隐作痛，头晕，失眠多梦，腰膝酸软，耳鸣，舌质淡红，脉细弦。

五、治疗：

（一）肾虚血瘀证

1. 内服

（1）方药：

①姜黄 21 克，鸡蛋 2 个，甜酒 1 杯。

②打卡扎 30 克，干姜 10 克，红糖 1 小块。

（2）用法：

①先将鸡蛋水煮，然后剥去壳与姜黄共煮，取鸡蛋加甜酒 1 杯同服。于每次行经期吃 2—3 次。适用于虚实兼杂症。

②打卡扎、干姜、红糖水煎服，行经期服，每日 2 次。

2. 外治

（1）拔罐

①选穴：主要取肾俞、胸腰部（后背）、骶椎两侧、下脘、关元、三阴交、次髎。

②方法：用竹罐（或角质罐、瓷质罐），拔罐时，将罐内弄湿，烧 2 片带百草霜的玉米壳并投入罐内，待火苗将尽之时，将罐盖在所选部位上，罐子吸稳后放手。每次只拔 2—3 罐，留罐 20—30 分钟。拔罐宜在经期前 5 天进行，每日 1 次，至月经来时止。5 次为 1 个疗程。

（2）火灼（灯芯草灸）

①选穴：乳根、天枢、子宫。

②方法：用龙胆紫药水或有色水笔在痛经患者施治穴位处做标记。取灯芯草一根，长度为 3—4 厘米，操作者将灯芯草一端浸入植物油（麻油或豆油）中约 1 厘米，取出后用软棉纸或脱脂棉吸去灯芯草上成滴多余的浮油，以避免因油粘在灯芯草上过多，点燃后油珠滴落造成患者被烫伤。操作者用拇指和食指捏住灯芯

草之上三分之一处，用火点着，然后向患者穴位处缓缓移动，并在穴旁稍停瞬间，待火焰由小刚一变大时，立即将燃端垂直接触穴位标记点。点灸顺序为先上后下、先背后腹、先头身后四肢。点灸一般在行经前 5 天进行，每 3—5 日 1 次，5—7 次为 1 个疗程。适用于各类痛经。

（3）熨烫

①方药：食盐 500 克，葱 500 克，生姜 150 克。

②方法：上药一起捣烂炒热，装布袋，熨烫腹部痛处和腰痛处，冷后再炒热。行经前 2—3 天开始用药，每天 1 次，每次 30 分钟至 1 小时，连用 7 天。熨烫至腹痛缓解为止。

（4）针挑

①选穴：腰骶部夹脊（相当于中医的八髎穴）、踝上排（相当于中医的三阴交穴）。[①]

②方法：常规消毒所选取的穴位皮肤和右手拇指、食指、中指指端。左手拇指、食指绷紧选取的穴位皮肤，右手拇指、食指、中指紧握针具，以针尖对准穴位迅速入针挑刺，挑断或挑出皮下纤维，并以手指挤压使之尽可能出血为宜，然后给予挑点局部皮肤常规消毒。

（二）气滞血瘀证

1. 内服

（1）方药：

①大肠风 6 克，木泽兰 15 克，大红钻 15 克，鸭脚艾 15 克。

②山楂 30 克，当归 15 克，红糖适量。[②]

（2）用法：水煎服，每日 1—2 次。

2. 外治

（1）火灼（灯芯草灸）

①选穴：三阴交、气海、中极、阳陵泉。

②方法：同肾虚血瘀证。

（2）熨烫

①方药：益母草、蓖麻根各 100 克。

---

①林辰，陈攀，范小婷，等. 瑶医针挑疗法治疗原发性痛经临床疗效观察［J］. 时珍国医国药，2015，26（7）：1667 - 1668.

②戴斌. 中国现代瑶药［M］. 南宁：广西科学技术出版社，2009.

②方法：上药加黄酒炒热装入布袋，熨烫腹部痛处和腰痛处，冷后再炒热。行经前 2—3 天开始用药，每天 1 次，每次 30 分钟至 1 小时，连用 7 天。熨烫至腹痛缓解为止。

（3）拔罐

①选穴：主要取肾俞、胸腰部（后背）、骶椎两侧、下脘、关元、气海、太冲。

②方法：同肾虚血瘀证。

（4）针挑

方法：同肾虚血瘀证。

（三）寒湿凝滞证

1. 内服

（1）方药：辣椒刺 30 克，当归藤 20 克，小钻 20 克，钻地风 20 克，金边罗伞 30 克，九层风 30 克，益母草 20 克，甘草 6 克。[①]

（2）用法：水煎服，每日 1—2 次。

2. 外治

（1）火灼（灯芯草灸）

①选穴：关元、地机、子宫、命门。

②方法：同肾虚血瘀证。

（2）熨烫

①方药：食盐 500 克，陈醋 50 克。

②方法：食盐炒热，边炒边洒醋，醋洒完后装入布袋，熨烫腹部痛处和腰痛处，冷后再炒热。行经前一天开始用药，每天 1 次，每次 30 分钟至 1 小时，连用 7 天。熨烫至腹痛缓解为止。

（3）瑶药泡脚

①方药：九节风、月季花、蒲黄、五灵脂、香附、延胡索、当归各 20 克，赤芍 15 克，桃仁 10 克，没药 10 克。

②方法：上药煎煮后，取药液倒入盆中，待温度适宜时放入双脚，水深以刚覆盖脚面为宜。浸泡 5—10 分钟后用手或毛巾反复揉搓脚背、脚心、脚趾，一边搓洗一边加热水，至热水漫过脚踝，再浸泡 20 分钟左右即可，用毛巾及时擦干脚上的药液，注意保暖。每晚 1 次，月经前 1 周开始使用，行经停止泡洗。

---

①戴斌. 中国现代瑶药［M］. 南宁：广西科学技术出版社，2009.

（4）针挑

方法：同肾虚血瘀证。

（5）拔罐

①选穴：主要取肾俞、下脘、关元。

②方法：同肾虚血瘀证。

（四）肝郁化火证

1. 内服

（1）方药：黄钻（小血藤）、益母草各20克。[1]

（2）用法：水煎服，于月经来潮第一天开始服用，每日1剂，服到月经停止日停药。连续服3—5个月。

2. 外治

（1）火灼（灯芯草灸）

①选穴：三阴交、中极。

②方法：同肾虚血瘀证。

（2）针挑

方法：同肾虚血瘀证。

（五）气血虚弱证

1. 内服

（1）方药：保暖风（一身保暖）、韭菜根、火梅根、血风各15—20克。[2]

（2）用法：水煎服，每日1—2次。

2. 外治

（1）艾柱灸疗法

①选穴：主要取三阴交、肾俞、关元、足三里、脾俞。

②方法：先俯卧，在第14椎体下及左右旁开1.5寸处，即命门、肾俞各置1根艾柱（黄豆大小）并点燃，每穴可灸5—10壮，然后仰卧，灸关元、足三里各5壮。

（2）拔罐

①选穴：主要取肾俞、脾俞、膈俞、关元、足三里。

②方法：同肾虚血瘀证。

---

[1]戴斌. 中国现代瑶药 ［M］. 南宁：广西科学技术出版社，2009.
[2]戴斌. 中国现代瑶药 ［M］. 南宁：广西科学技术出版社，2009.

（3）针挑

方法：同肾虚血瘀证。

（六）肝肾不足证

1．内服

（1）方药：月月红根20克，鸡蛋1—2个。

（2）用法：每日1剂，水煎分次服，吃蛋喝汤。每次行经前服用5—7剂，服至痛止。3个月为1个疗程。

2．外治

（1）刮痧

①选穴

主穴：常选取大椎、肩井、大杼、膏肓、肾俞。

配穴：选气海至关元、地机至三阴交，肝郁的痛经患者增加刮拭太冲经穴部位，气血虚的痛经患者增加刮拭足三里、命门经穴部位。

②方法：每个主穴、配穴均刮拭5次。每次行刮过程中，轻刮足三里、命门经穴部位3分钟，重刮其他穴位3—5分钟。刮拭宜在经期前5—7天进行，每2—3天1次。下次月经来前再刮拭。

（2）火灼（灯芯草灸）

①选穴：三阴交、气海、足三里、肾俞、肝俞。

②方法：同肾虚血瘀证。

（3）拔罐

①选穴：主要取肾俞、脾俞、太溪。

②方法：同肾虚血瘀证。

（4）针挑

方法：同肾虚血瘀证。

六、注意事项：

1．灯芯草浸入植物油中，取出后用软棉纸或脱脂棉吸去成滴多余的浮油。灯芯草用火点着时，使之呈水平状，以避免火焰过大或点燃后油珠滴落造成患者被烫伤。

2．点灸动作宜迅速，穴位准确，待火焰由小刚一变大时，立即将燃端垂直接触穴位标记点，勿触之太重或离穴太远，要避免烫伤患者。

3. 点灸、艾柱灸时，及时清理火星，以防火星掉落导致烫伤或灼伤患者。

4. 高热、有出血倾向、全身虚弱、活动型肺结核、极度疲劳、醉酒、过饥过饱过渴、肿瘤等情况不宜进行施灸、拔罐、火灼、刮痧疗法。

5. 皮肤破溃、过敏、水肿，静脉曲张，外伤骨折，内脏大血管分布部位不宜进行施灸、火灼、刮痧疗法。

6. 点灸或拔罐后局部稍起红晕或起泡，应注意清洁，勿擦破水疱，勿用手抓挠。如水疱较大时，用消毒针刺破并将水放出，涂以碘伏后用消毒纱布包扎，或者水疱破后可涂抹万花油或烧伤膏，预防感染。

7. 实施治疗后 4 小时内勿洗澡、吹冷风，避免寒邪入侵。

8. 拔罐等用物应一用一消毒，预防交叉感染。

七、护理：

（一）一般护理

1. 诊室及居室环境

（1）诊室及居室环境清洁、舒适、安静，保持室内空气新鲜。

（2）根据病症性质，居室保持适宜的温湿度；寒湿凝滞、肝肾亏损、气血亏虚者室温可稍高；湿热者室内要保持干燥。治疗时，注意保暖防寒，冬季关门窗，无空调要设火炉，避免寒冷与风吹，以防患者受凉加重病情。

2. 生活起居护理

（1）注意保暖，尤其是腹部、腰部、足下的防寒保暖，不宜对着空调和风扇长时间直吹，避免寒冷刺激。

（2）经期劳逸得当，不宜劳汗当风。经期还应注意日常动静结合，减少运动强度，如尽量避免跳跃、急跑、增加腹压等运动，但要保持适量的运动。

（3）经期不洗头，不饮浓茶、冷饮、咖啡，少饮酒，以免受刺激使得经期的不适感加重。

（4）衣着宽松透气，便后冲洗会阴部，勤换洗内裤，保持会阴清洁。

（二）病情观察

1. 痛经发作时，注意观察面色、汗出、脉搏等情况，以免发生晕厥。若患者腹痛剧烈，伴面色苍白、冷汗淋漓、四肢厥冷、恶心呕吐，甚则晕厥，要立即报告医生，并协助救治。

2. 痛经间歇期，注意询问痛经发生的时间、部位、性质，疼痛的程度，经血排出情况，以及伴随症状，如有无面色苍白、大汗、呕吐等，注意询问月经的周期、质、量、色、兼证，观察舌、脉象及患者的身体情况，必要时保留标本供医生查看或送检。

3. 观察火灼、灯芯草灸等治疗后局部皮肤有无灼伤情况。

（三）给药护理

1. 掌握服药方法，药液小口热饮，药膳的辅料如红糖、生姜、米酒等应适量添加，但避免过多。如加米酒以 5—6 滴为宜，配鸡蛋内服的药液以 150—200 毫升为宜。带壳的鸡蛋煮熟去壳后，往鸡蛋上刺一些小孔，使当归液和益母草液更容易渗透到鸡蛋中，而且煎煮过程中一定要有耐心，一般从 3 碗水煮剩 1 碗水，当归和益母草里面的药效成分才能充分释放而得以充分发挥作用。

2. 掌握服药时间。行经前 5—7 日开始服药，午后温服，能有效防止腹痛或昏厥的发生。

（四）饮食护理

1. 注意调整饮食习惯。饮食以清淡、富有营养为宜。可多食一些温热、行滞的食物，如牛肉、羊肉、荔枝、生姜、橘子、萝卜、茴香、川椒、山楂等。血虚痛经应加强营养，常食健脾、补血之品；气血虚弱证、寒湿凝滞证可饮用红糖生姜热茶。

2. 注意饮食调理。可根据月经周期选择食疗方法。

（1）行经前期食疗方法

①肾虚血瘀证

食材：月季花 3—5 朵，冰糖 30 克。

方法：将月季花洗净放入锅中，加饮用水 3 碗（约 600 毫升），大火烧开，小火煎煮至熟，加冰糖溶化温服。行经前 3—5 天开始，连服 1 周。

②气滞血瘀证

食材：月季花 3—5 朵，冰糖 30 克。

方法：将月季花洗净放入锅中，加饮用水 3 碗（约 600 毫升），大火烧开，小火煎煮至剩 1 碗水，加冰糖溶化温服。行经前 3—5 天开始，连服 1 周。

③寒湿凝滞证

食材：生姜（红心）1 块（约 50 克），鸡蛋 1 个，盐或糖少许。

方法：将生姜拍扁，用小火在锅里翻炒至姜味溢出，向锅里打入鸡蛋，待鸡蛋凝固，放入饮用水（约 200 毫升），根据个人口味放入少许盐或糖，水开蛋熟，饮汤吃蛋。经期前 3 天开始连续服用，服至疼痛消失。此治疗方法具有活血散瘀、行气调经、解郁止痛、益肾除寒等功效。

④肝郁化火证

食材：月季花 3—5 朵，粳米 50 克，盐或糖少许。

方法：将月季花洗净和粳米一起放入锅中，加饮用水 3 碗（约 600 毫升），大火烧开，小火煎煮至熟，加盐或冰糖溶化温服。行经前 3—5 天开始，连服 1 周。

⑤气血虚弱证

食材：乌豆 60 克，鸡蛋 1—2 个，黄酒或米酒 100 毫升。

方法：将洗净的乌豆先浸泡 1 小时左右，然后将带壳的鸡蛋洗净后连同浸泡过的乌豆放入锅里，加饮用水 3 碗（约 600 毫升）。大火烧开后，文火煮 10 分钟，取出鸡蛋，将鸡蛋去壳回锅，并加入黄酒或米酒 100 毫升，继续文火煮 3—5 分钟，饮汤吃蛋和豆。行经前 3—5 天开始，连服 3—5 天。

⑥肝肾不足证

食材：黑豆 60 克，鸡蛋 1—2 个，黄酒或米酒 100 毫升。

方法：将洗净的黑豆先浸泡 1 小时左右，然后将带壳的鸡蛋洗净后连同浸泡过的黑豆放入锅里，加饮用水 3 碗（约 600 毫升）。大火烧开后，文火煮 10 分钟，取出鸡蛋，将鸡蛋去壳回锅，并加入黄酒或米酒 100 毫升，继续文火煮 3—5 分钟，饮汤吃蛋和豆。行经前 3—5 天开始，连服 3—5 天。

（2）行经期食疗方法

食材：益母草 20 克，鸡蛋 1 个。

方法：将带壳的鸡蛋洗净后连同益母草放入锅里，加饮用水 3 碗（约 600 毫升）。大火烧开后，文火煮 10 分钟，取出鸡蛋，将鸡蛋去壳回锅，继续文火煮 3—5 分钟，弃益母草，饮汤吃蛋。连服 3—5 天或服至经净即可。

（3）行经后期食疗方法

食材：大枣 4 颗，红糖 30 克，当归 3 克，鸡蛋 1 个。

方法：将带壳的鸡蛋洗净，连同大枣、红糖、当归放入锅里，加饮用水 3 碗（约 600 毫升），大火烧开后，文火煮 10 分钟，将鸡蛋捞出，用冷水浸泡一下，去掉鸡蛋壳，用牙签或者针在鸡蛋表面刺一些小孔（使药味更容易渗到鸡蛋内），回锅继续文火煮 10—15 分钟，弃当归，饮汤吃蛋和大枣。经后连续服用 3 天。

3. 注意饮食宜、忌。经前、经期忌食生冷、寒凉、刺激性、酸涩等食物及药物，以免收敛、凝滞气血。寒湿凝滞证忌食冷食及寒性食物。气滞血瘀证忌食油腻、荤腥、黏糯及生冷的食物。气血虚弱证忌食辛辣耗气的食物。肝肾不足证忌食香燥伤阴、辛辣助火的食物。睡前避免饮茶、咖啡等提神食品。

（五）腹痛的护理

指导患者采用放松疗法，如缓慢呼吸、全身肌肉放松、听舒缓的音乐。遵医嘱应用外治方法缓解疼痛。

1. 按摩法：腹痛发作时，实施六步按摩法。第一，嘱患者仰卧，术者双手置于患者上腹部，用推法由上腹部向下腹部抚推 15—20 次（肝郁患者抚推两胁部）。第二，用大拇指按揉气海、关元、中极、子宫、天枢等穴，每穴每次按 1 分钟。第三，用摩法按摩下脘穴（少腹部），按摩至少腹有温热感，腹痛减轻或消失为止。第四，嘱患者取坐位，用双手由腰部向骶尾部抚推 15—20 次，边推边按揉肾俞、腰眼穴。第五，用摩法按摩腰部至有温热感。第六，按揉三阴交、足三里、阳陵泉、阴陵泉、地机、内关、合谷等穴，每穴每次按揉 1 分钟。以上方法每天 1—2 次，也可于月经前 5—7 天开始实施。

2. 热敷法：可用姜炒热装入布袋或热水袋，热敷少腹部和腰骶部。

3. 瑶药泡脚：可用九节风、月季花、蒲黄、五灵脂、香附、延胡索、当归各 20 克，赤芍 15 克，桃仁 10 克，没药 10 克或艾叶 30 克，生姜 100 克，白酒 100 毫升煎水泡脚。

4. 其他疗法：如熨烫疗法、刮痧疗法、拔罐疗法等。

（六）情志护理

1. 患者要保持情志舒畅，医生要适时调节患者的注意力和心情，尤其是患者来月经前，以消除不良情绪的影响。

2. 多给予患者鼓励、支持和安慰，使之增强耐受疼痛的意志，保持良好的心态，减少痛经发生率和复发率。

3. 进行各项操作前，做好解释工作，向患者介绍治疗过程，解除其顾虑，取得其配合，提高疗效。

八、预防与健康指导

1. 保持情绪稳定，精神愉悦。医生要做好患者的心理疏导工作，使患者树立战胜疾病的信心。特别是对初潮痛经者，要介绍有关月经的生理卫生知识，消除其顾虑、恐惧和羞涩心理，避免不良情绪刺激。

2. 生活规律，起居有常，保证睡眠充足。月经来潮时不宜参加重体力劳动和剧烈运动，忌在潮湿之地坐卧，两足勿涉冷水，勿游泳、淋雨、行房事，禁冷水洗澡，注意下腹部、腰部的保暖，避免寒冷刺激。寒性痛经患者不宜在树荫下、过道内乘凉，不宜长时间吹风扇，空调温度不宜过低。气滞血瘀患者应注意保暖，寒露节气后不穿裙子，以免受凉，使得寒邪入侵加重痛经等症状。气血虚弱患者平时应适当进行体育锻炼以利于气血通畅，增强体质。肝肾不足患者要注意节制房事，以减少气血的消耗。

3. 科学饮食，合理用膳。经期饮食以清淡、富有营养为宜，不可偏食。可选择多食一些具有温热、行滞、健脾、补血、益气、驱寒、疏肝解郁作用的食物，如牛肉、羊肉、荔枝、生姜、橘子、黑豆、海带、海藻、萝卜、茴香、川椒、山楂等。气滞血瘀患者、肝肾不足患者宜食橘子、金橘饼。行经期少食生冷瓜果和寒凉、酸涩、刺激性食物，如辣椒、大蒜、凉菜、冷饮等；忌吃海鲜类食物，如螃蟹、虾、海螺等；不饮酒，以免收敛凝滞气血，减弱药效。

4. 注意个人卫生，避免病邪侵犯。重视个人卫生，尤其是重视五期（月经期、妊娠期、产褥期、哺乳期、更年期）卫生，保持外阴清洁，勤换卫生垫和内裤。行经期、产褥期42天期间绝对禁止房事，预防外邪入侵。

5. 积极锻炼身体，尽早治疗原发性疾病。冬季注意防寒保暖，夏日不宜暴晒贪凉，要加强体育锻炼，增强体质和抗病能力。医生要督促痛经患者到医院检查治疗，做到早发现、早治疗，早日减轻或解除疾病带来的痛苦。

九、来源备注：

（一）提供者

黄玉英，瑶族，金秀瑶族自治县金秀镇个体诊所瑶医。

（二）收集者

彭锦绣、张秀华、农秀明、陆璇霖、莫迺金、王粤湘，广西中医药大学第一附属医院。

第二节　闭经的护理

（**瑶文**：Deih nyeih hlamv　bix juaam nyei fuh leiz

国际音标：Tei³¹ ɲei³¹ ɬam⁵⁴　pi³³ tɕa:m³³ ɲei³³ fu³¹ lei²³¹）

一、病名：

（一）瑶医病名：不洗身（瑶文：bix juaam，国际音标：pi³³ tɕa:m³³）。

（二）中医病名：闭经（amenorrhea）。

（三）中医分型：肝肾不足证、气血虚弱证、阴虚血燥证、气滞血瘀证、寒凝血瘀证、痰湿阻滞证。

二、沿用时间：100 多年

三、简要概述：

闭经是指女子年逾 16 周岁月经尚未来潮，或月经周期建立后又中断 6 个月以上，或停经超过既往月经 3 个周期以上。闭经分为原发性闭经和继发性闭经。[①]

临床常见的分型有：肝肾不足（肾气亏损、肝肾阴虚、肾阳虚）证、气血虚弱证、阴虚血燥证、气滞血瘀证、寒凝血瘀证、痰湿阻滞证。

（一）肝肾不足证

少女闭经多由先天禀赋不足，肾气未盛，肝血虚少，冲、任不充，无以化生经血而致。妇女闭经多因多产房劳，或久病及肾，致肾精肝血不足，冲、任俱虚，胞宫之血下溢而致。

（二）气血虚弱证

脾胃不健，化源不足，或饮食劳倦，忧思过度，损伤心脾，或大病、久病、失血，或哺乳过久，致营血亏耗，冲、任血虚，无血化生而致闭经。

（三）阴虚血燥证

素体阴虚或失血伤阴，或久病阴血亏耗，或痨瘵骨蒸，或辛燥伤阴，阴虚或

[①]中华中医药学会. 中医妇科常见病诊疗指南［M］. 北京：中国中医药出版社，2012.

火旺，燥灼营阴，血海干枯，发展为闭经。

（四）气滞血瘀证

由于七情内伤，素性抑郁，或愤怒过度，气滞血瘀，瘀阻冲、任，气血运行受阻，血海不能满溢，遂致月经停闭。

（五）寒凝血瘀证

经产之时，血室正开，过食生冷，或涉水感寒，寒邪乘虚客于冲、任，血为寒凝成瘀，滞于冲、任，气血运行受阻，血海不能满溢，遂致月经停闭。

（六）痰湿阻滞证

素体肥胖，痰湿内盛，或脾失健运，痰湿内生，痰湿、脂膜壅塞冲、任，气血运行受阻，血海不能满溢，遂致月经停闭。

四、常见症候（主要症状、体征）：

女子年逾 16 周岁月经尚未来潮，或已建立正常月经周期后又停经 6 个月以上，或停经超过既往月经 3 个周期以上。

（一）肝肾不足证

月经久闭不下，乳汁自溢，质稀色淡，乳房松软，头晕目眩，腰膝酸软，纳少便溏，四肢不温，潮热失眠，舌红，苔黄或少苔，脉弦细。

1. 肾气亏损：女子年逾 16 岁尚未行经；或月经初潮偏迟，时有月经停闭；或月经周期建立后，经期延后、经量减少渐至月经停闭。全身发育欠佳，第二性征发育不良。腰膝酸软，头晕耳鸣，倦怠乏力，夜尿频多，舌淡润，苔薄白，脉沉弱。

2. 肝肾阴虚：经量减少，色鲜红，质黏稠，经期逐渐延后以致停闭不行；腰膝酸软，神疲倦怠，头晕耳鸣，两目干涩，面色少华；舌黯淡，苔薄白或薄黄，脉弦细或沉细无力。

3. 肾阳虚：头晕耳鸣，腰痛如折，畏寒肢冷，小便清长，夜间尿多，大便溏薄，面色晦暗，或目眶黯黑，舌淡，苔白，脉沉弱。[①]

（二）气血虚弱证

月经后期量少，经色淡而质薄，继而停闭不行。面色苍白，头晕眼花，心悸气短，神疲肢软，食欲不振，肌肤不润，舌淡苔白，脉虚或细弱。

---

①王永炎，王耀廷. 今日中医妇科 ［M］. 北京：人民卫生出版社，2000.

（三）阴虚血燥证

经期延后，经量少，色红质稠，渐至月经停闭不行；五心烦热，口干舌燥，颧红唇干，盗汗甚至骨蒸劳热，干咳或咳嗽唾血，大便燥结；舌红，苔少，脉细数。

（四）气滞血瘀证

月经停闭数月，胸胁及乳房胀满，小腹胀痛；精神抑郁，烦躁易怒，嗳气叹息；舌紫黯、边有瘀点，苔薄，脉沉弦或涩而有力。

（五）寒凝血瘀证

以往月经正常，突然停经，数月不行；小腹疼痛拒按，得热痛减，四肢不温，面色青白，带下色白，小便清长，大便不实；舌质紫黯，苔白，脉沉涩（紧）。

（六）痰湿阻滞证

月经停闭数月，或经量少，色淡质稠；带下量多，色白质稠；形体肥胖，面浮肢肿，神疲肢倦，头晕目眩，心悸气短，胸脘满闷；舌淡胖，苔白腻，脉濡或滑。

五、治疗：

（一）肝肾不足证

1. 内服

（1）方药：黄花倒水莲、杜仲、土当归、过墙风、益母草、牛膝、木通、元参、炮甲各适量，鸡蛋2个。

（2）用法：水煎服，食蛋喝汤。每日1剂，5次为1个疗程。

2. 外治：体针

（1）选穴

①主穴：长强。

②配穴：肾俞、三阴交、地机、八髎。

（2）方法：以长强为主，效不显加配穴。先让病人取俯卧位，在尾骨下端与肛门之间中点的凹陷处取穴，以28号针刺入1寸深，施强刺激手法。留针20分钟，隔5分钟行针1次。配穴，前两穴针刺，中等刺激，补法或平补平泻法；后两穴以指针按揉5—6分钟。每日或隔日1次，10次为1个疗程。

（二）气血虚弱证

（1）方药：三叶鸡血藤 15 克，益母草 15 克或九层风 15 克，月月红 30 克。[①]

（2）用法：每日 1 副，水煎，早晚服。

（三）阴虚血燥证

（1）方药：泽兰叶 10 克，水鱼 1 只，米酒少许。

（2）用法：将活的水鱼用热水烫，使其排尿后，切开去肠脏。泽兰叶研末，塞入水鱼腹内（甲与肉同用），加适量清水，放瓦盅内隔水炖熟，加少许米酒服食。每隔 1 天 1 次，连服 3—5 次。

（四）气滞血瘀证

1. 内服

（1）方药：益母草、茜草、马鞭草各 30 克，虎杖 15 克。

（2）用法：每日 1 副，水煎，早晚服。

2. 外治：热湿敷

（1）方药：益母草、月月红适量。

（2）用法：水煎取汁热敷下腹部，以关元、气海、脐部为主。每次 1—3 小时，每日 1 次。

（五）寒凝血瘀证

1. 内服

（1）方药：

①当归藤 10 克，土党参 12 克，土牡丹皮 6 克，天冬 12 克，鸡血藤 20 克。

②麻平咪 15 克，益母草 15 克。[②]

③槟榔钻（红藤）、拦路蛇、十月泡、小田基黄、花斑竹、功劳木、水泽兰适量，鸡蛋 1—2 个或瘦猪肉适量。[③]

（2）用法：每日 1 副，水煎，早晚服。

2. 外治：艾柱灸

（1）选穴：三阴交、合谷、关元、足三里、脾俞、肾俞、气海、地机。

（2）用法：每穴每次灸 5—7 壮。每日 1 次，5 次为 1 个疗程。

---

①张朝卿，戎聚全，莫永安，等.荔波常用瑶药的民族民间应用（二）[J].黔南民族医专学报，2004，17（1）.

②张朝卿，戎聚全，莫永安，等.荔波常用瑶药的民族民间应用（四）[J].黔南民族医专学报，2004，17（4）.

③戴斌.中国现代瑶药［M］.南宁：广西科学技术出版社，2009.

（六）痰湿阻滞证

1. 内服

（1）方药：叶荞麦 30 克，牛膝风 15 克，益母草 15 克，香附子 12 克。[1]

（2）用法：每日 1 副，水煎，早晚服。

2. 外治：穴位埋线

（1）选穴：

①任、督脉：关元、中极、中脘。

②背俞穴：肾俞、脾俞。

③循经穴：足三里、三阴交、血海、丰隆、太冲。

（2）用法：以上穴位，选用 0—1 号羊肠线 1—2 厘米，取关元、中极、中脘直刺，肾俞、脾俞提捏进针斜向脊柱植入线体，足三里、三阴交、血海、丰隆、太冲依据经络循行和迎随补泻植入线体。每次选择 3—5 穴，可间隔 2 周治疗 1 次，3 次为 1 个疗程。

六、注意事项：

（一）体针

1. 严格执行"三查七对"及无菌操作。

2. 患者疲乏、饥饿、精神高度紧张时慎操作。

3. 针刺部位不宜太多，以免晕针。

4. 针刺过程中应观察患者面色、神情，询问有无不适反应，了解患者心理、生理感受，发现病情变化要及时处理。

5. 熟练掌握穴位的部位和进针深度、方向，避开血管丰富的部位，防止刺伤神经和血管。

6. 治疗结束后交代注意事项，针灸后避免剧烈活动。

（二）艾柱灸

1. 施灸时要调整好患者体位，随时询问患者的局部感受，及时取走艾柱，防止烫伤。

2. 施灸后半小时内不要用冷水洗手、洗澡或当风。

3. 施灸后要多饮温开水（绝对不可喝冷水或冰水），有助于排出体内毒素。

---

[1] 张朝卿，戎聚全，莫永安，等. 荔波常用瑶药的民族民间应用（二）[J]. 黔南民族医专学报，2004，17（1）.

4. 饭后一小时内不宜施灸，过饥、过饱、酒醉，反应迟钝及有癫痫病史者禁灸。

5. 发热、脉搏每分钟超过 90 次者禁灸。

6. 如施灸局部出现水疱，可用消毒针头刺破水疱或用注射器抽出疱内液体，外涂烫伤膏，覆盖无菌纱布，保持干燥，防止感染。

7. 施灸时，施灸者不宜离开，以免灼伤患者或烧坏患者衣服和诊室被褥等物。

（三）穴位埋线

1. 严格无菌操作，防止感染。埋线时操作要轻、准、稳。

2. 埋线后局部出现酸、麻、胀、痛的感觉是正常的，是刺激穴位后针感得气的反应。体质较弱或局部经脉不通者更明显，一般持续时间为 2—7 天。

3. 埋线后 6—8 小时内局部禁沾水，固定的胶布可保留 1 周左右，天热时隔日更换 1 次，以避免感染。

4. 局部出现微肿、胀痛或青紫现象是个体差异的正常反应，是由于局部血液循环较慢，对线体的吸收过程相对延长所致，一般 7—10 天即能缓解，不影响疗效。

5. 体型偏瘦者或局部脂肪较薄的部位，因穴位浅，埋线后可能出现小硬节，不影响疗效，但吸收较慢，一般 1—3 个月可完全吸收。

6. 皮肤局部有感染或有溃疡时不宜埋线。肺结核活动期、骨结核、严重心脏病、疤痕体质及有出血倾向者等不宜使用此法。

7. 埋线后宜避风寒、调情志，以清淡饮食为主，忌烟酒、海鲜及辛辣刺激性的食物。

七、护理

（一）一般护理

1. 诊室及居室环境

（1）诊室及居室环境清洁、舒适、安静，保持室内空气新鲜。

（2）根据病症性质，居室保持适宜的温湿度。寒凝血瘀、肝肾不足、气血虚弱、气滞血瘀者室温可稍高；阴虚血燥、痰湿阻滞者室内要保持干燥。注意保暖防寒。治疗时，冬季关门窗，无空调要设火炉，避寒冷与风吹，以防患者治疗时受凉加重病情。

2. 生活起居护理

叮嘱患者注意劳逸结合，合理安排工作，适当加强体育锻炼，按时作息，保证充足的睡眠时间以养精蓄锐，增强体质，保证气血的正常运行。

（二）病情观察

观察和记录月经的周期，经期的长短，经血的量、色、质、气味及伴随症状，如潮热、下腹发凉、畏寒肢冷、腰腿酸软、白带清稀、食少便溏、足浮肿、肥胖、溢乳、末梢瘀紫等，必要时建立健康档案。观察艾柱灸治疗后局部皮肤有无灼伤情况。

（三）给药护理

1. 中药宜在饭后 30—60 分钟温服或热服，以避免中药成分对胃黏膜的刺激。

2. 服中药前后 1 小时左右不要喝茶、咖啡、牛奶或豆浆，以免中药成分与茶的鞣质、咖啡因及蛋白质等发生化学反应。

（四）饮食护理

1. 注意调整饮食习惯。饮食上不挑食、不偏食，品种多样化。增加高蛋白、蔬菜、水果等易于消化而富于营养的食物，如蛋、牛奶、瘦肉、鱼、牡蛎、虾、鸽子、鳖、羊肉、海参、乌鸡、鹌鹑、猪肝、淡菜、菠菜、银耳、红枣、黑豆等，以保证足够的营养物质的摄入，增强体质。

2. 注意饮食调理配伍。多吃一些益肾补脾、补气养血活血、调理身体的药膳，如：肝肾不足证，用保暖风、韭菜根、九层风各 10 克煮鸡蛋 2 个，或鸡血藤 15 克煮瘦猪肉 150 克服；气血虚弱证，用丹参 30 克煮鸡蛋 2 个服，或鸡冠花煮瘦猪肉服；气滞血瘀证，用益母草加红糖煮水喝，或鲜姜黄 21 克、熟鸡蛋 2 个去壳同煮 20 分钟后弃汤，用黄酒送鸡蛋服，月经过后每日 1 次，连服 4—5 日；痰湿阻滞证，用一点红煮水代茶饮，或用丝瓜、鸡内金适量煮鸡肉服；寒凝血瘀证，用红糖 100 克、大枣 100 克、生姜 25 克煎水代茶饮，连续服至月经来潮。

3. 注意饮食禁忌。饮食有节，勿暴饮暴食，勿过食生冷、辛辣、油腻的食物和寒凉酸性的蔬菜水果，以免损伤脾胃或凝滞气血，食物宜温服。服药期间，应忌吃牛肉和酸辣的食物。肥胖者还应控制饮食，少吃甜食和含脂肪较多的食物，同时要采取各种有效措施，达到科学减肥的目的。

（五）情志护理

该病致病原因复杂，治疗有一定的难度，其中患者的情绪影响与疾病有很大的关系。葛洪《肘后救卒方》曰："凡治妇人诸病,兼治忧恚,令宽其思虑,则病无不愈。"因此,要叮嘱患者保持心情愉快,多关心、支持患者,减少对其精神刺激,解除其精神压力,避免因气血逆乱而影响月经的正常来潮。患者要以积极的心态应对,解除患病时的思想顾虑,促使身体早日康复。

八、预防与健康指导:

(1)避免精神刺激。稳定情绪,树立治疗疾病的信心,保持气血通畅。

(2)注意控制体重。肥胖病人应适当限制食量及水、盐的摄入,减轻体重。

(3)增强体质,提高健康水平。平时加强体育锻炼,常做保健体操或打太极拳等。

(4)加强营养,注意保护脾胃。饮食有节,在食欲良好的情况下,可多食肉、禽蛋、海参、牛奶、红枣和新鲜蔬菜,如用红枣、木耳炖鸡,或红背菜煮鸡蛋服,增强体质,不食辛辣、刺激的食物及避免过食生冷、寒凉、酸性、油腻的食物,勿暴饮暴食,以减轻脾胃负担,保护胃肠消化功能。

(5)加强经期、产后保养。做好生育工作,经期、产后要注意保暖,尤以腰部以下为要,两足不受寒,不涉冷水,避免寒湿,并禁食生冷、酸涩、寒凉的食物,勿使脾阳受损和气血凝滞,减少重体力劳动,注意劳逸适度,协调冲、任脉气血。

(6)及早治疗慢性疾病,祛除致病因素。积极治疗月经病和全身性疾病,如月经过少、月经后期、神经内分泌失调性闭经、功能性闭经等。

九、来源备注:

(一)提供者

①唐琼,瑶族,学生,富川瑶族自治县富阳镇朝阳村。

②林金莲,瑶族,农民,富川瑶族自治县福利镇留家村。

③义彩慧,瑶族,农民,富川瑶族自治县葛坡镇麦岭桥村。

④陈金萍,瑶族,农民,富川瑶族自治县城北镇石龙村。

⑤唐玉娥,瑶族,农民,富川瑶族自治县柳家乡大田村。

⑥宋敬代,瑶族,农民,富川瑶族自治县富阳镇朝阳村。

(二)收集者

①明新求、陈美红,富川瑶族自治县民族医医院。

②彭锦绣、张秀华、农秀明、陆璇霖、莫迺金、王粤湘，广西中医药大学第一附属医院。

第三节　更年期综合征（绝经前后诸证）的护理

[**瑶文**：Deih faam hlamv　gaeng hnyangx kaev zong haeh zen（bix juaam zapc baengx）nyei fuh leiz

国际音标：Tei³¹ fa：m³³ ɫam⁵⁴　kɜ：ŋ²⁴ ŋaŋ²⁴ khɛ³³ tsoŋ³³ hɛ³¹ tsen³³（pi³³ tɕa：m³³ tsap¹³ pɛ：ŋ²⁴）ȵei³³ fu³¹ lei²³¹]

一、病名：

（一）瑶医病名：难让乾佰侗真（瑶文：gaeng hnyangx kaev zong haeh zen，国际音标：kɛ：ŋ²⁴ ŋaŋ²⁴ khɛ³³ tsoŋ³³ hɛ³¹ tsen³³）。

（二）中医病名：更年期综合征（climacteric syndrome）、围绝经期综合征（menopausal syndrome）。

（三）中医分型：肝肾阴虚证、肾虚肝郁证、心肾不交证、肾阴阳两虚证。

二、沿用时间：200 多年

三、简要概述：

更年期综合征是指妇女在绝经前后由于卵巢功能衰退而引起的一系列以植物神经系统功能紊乱为主，伴有神经心理症状的症候群，又称围绝经期综合征、绝经期综合征，亦称绝经前后诸证。[①] 该病在前人的著作中无专篇记载，散见于月经不调、眩晕、心悸、失眠等有关病症中。病人容易产生焦虑烦躁、悲观抑郁、失落的心理反应，应注意摄生保护、饮食、心理等多方面的调节，才能取得稳定性效果。[②]

四、常见症候（主要症状、体征）：

年龄在 41 岁以上，出现以下的症状、体征，一般持续 3—5 年，甚至有 10

---

①中华中医药学会. 中医妇科常见病诊疗指南 [M]. 北京：中国中医药出版社，2012.
②夏桂成. 中医临床妇科学 [M]. 北京：人民卫生出版社，1994.

余年。

月经的改变：月经紊乱，如月经先期，量多或少，经期延长，崩漏，或月经后期，闭经。

血管舒缩症状：烘热汗出，眩晕，心悸。

精神症状：烦躁易怒，情绪抑郁，失眠多梦，健忘多疑等。

泌尿生殖系统症状：绝经后期可出现尿频尿急或尿失禁，阴道干涩，灼热，阴痒，膀胱炎易反复发作等症状。

皮肤症状：皮肤干燥，瘙痒，感觉异常，或有蚁行感。

关节、肌肉等症状：绝经后期可出现肌肉、关节疼痛，腰背、足跟酸痛，易骨折等症状。

（一）肝肾阴虚证

绝经前后，月经紊乱，月经提前，量或多或少，经色鲜红，神疲乏力，情绪不稳，喜怒无常，坐立不安，悲伤欲哭，心悸烦躁，头晕失眠，耳鸣目涩，彻夜不眠，精神不集中，潮红潮热，舌红少苔，脉细数。

（二）肾虚肝郁证

绝经前后，月经紊乱，经量多，经色鲜红，有小血块，烘热汗出，精神抑郁，头晕腰酸，胸闷叹息，胁肋疼痛，睡眠不安，口苦咽干，大便时干时溏，舌红，苔黄，脉沉弦或细弦。

（三）心肾不交证

绝经前后，月经紊乱，烘热汗出，心悸，心烦不宁，失眠健忘，多梦易惊，腰膝酸软，精神涣散，思维迟缓，舌红，少苔，脉细或细数。

（四）肾阴阳两虚证

绝经前后，月经紊乱，经色暗或淡红，时而烘热，时而畏寒，自汗，盗汗，头晕耳鸣，失眠健忘，腰背冷痛，足跟疼痛、浮肿，便溏，小便频数，舌淡，苔白，脉沉细弱。

五、治疗：

（一）肝肾阴虚证

1. 内服

（1）方药：血风藤 10 克，当归藤 10 克，大补藤 10 克等。

（2）用法：水煎服，每日 1 剂，分 2 次服。

2. 外治：手法

（1）推拿腹部手法

①选穴：膻中、中脘、气海、关元、中极。

②操作：患者仰卧位，医者坐其右侧，用右手一指禅推法分别施治于膻中、中脘、气海、关元、中极，每穴2—3分钟，接着用顺时针揉摩法施治于胃脘部及下腹部，分别为5分钟。

（2）推腰背部手法

①选穴：厥阴俞、膈俞、肝俞、脾俞、肾俞、命门、背部督脉、背部膀胱经第一侧线。

②操作：患者俯卧位，医者坐或立其体侧，用右手一指禅推法或拇指按揉法施治于上述穴位，每穴2分钟，然后用小鱼际擦法擦背部督脉、背部膀胱经第一侧线、肾俞、命门，以透热为度。

（二）肾虚肝郁证

1. 内服

（1）方药：月月红10克，益母草10克，当归藤10克，鸡血藤10克，土牡丹10克。

（2）用法：水煎服，每日1剂，分2次服。

2. 外治：手法

同肝肾阴虚证。

（三）心肾不交证

1. 内服

（1）方药：同婆咪30—50克，何首乌15克。

（2）用法：水煎服，每日1剂，分2次服。

2. 外治：手法

同肝肾阴虚证。

（四）肾阴阳两虚证

1. 内服

（1）方药：独脚风10克，饿蚂蝗10克，当归藤10克，鸡血藤15克，保暖风20克，益母草15克。

（2）用法：水煎服，每日1剂，分2次服。

2. 外治：手法

同肝肾阴虚证。

六、注意事项:

治疗过程中手法宜轻柔，不宜粗暴。

七、护理:

（一）一般护理

1. 诊室及居室环境

（1）诊室及居室环境清洁、舒适、安静，保持室内空气新鲜。

（2）根据病症性质，居室保持适宜的温湿度。虚者室温可稍高；肝郁者室内保持干燥。注意保暖防寒。治疗时，冬季关门窗，无空调要设火炉，避寒冷与风吹，以防患者受凉加重病情。

2. 生活起居护理

（1）注意劳逸结合，勿提过重物体，减少关节韧带的损伤；适当参加一些活动，如散步、唱歌、养花、赶集；练习中医传统功，如八段锦等。注意保证充分的休息和睡眠时间。

（2）保持皮肤清洁，及时擦干汗液；出行要注意安全，预防跌扑闪挫与骨折发生。

（二）病情观察

注意观察月经紊乱情况，如月经量、周期、色、质；观察失眠，心情压抑、焦虑、喜怒失常，发热、出汗的程度与诱发的因素；观察会阴部变化。

（三）给药护理

汤剂宜偏凉服，一般于每晚睡前服用。避免油腻、高脂肪、高糖饮食。

（四）饮食护理

1. 饮食宜清淡、富于营养为主，保证水分充足。注意增加优质蛋白质的摄入，如蛋类、牛奶，多食含维生素多、含糖少的食物，如全谷类、豆类、水果、蔬菜。适当多饮水，可用藕汁、梨汁或用菊花、枸杞子煮水等代茶饮。

2. 注意饮食调理配伍。肝肾阴阳两虚者宜增加滋补肝肾之品的摄入，如多食甲鱼、乌鱼、黑木耳、核桃等。可用黑木耳加鸡肉或猪肉炖汤服，或以红豆、黑豆、黄豆、莲子、红枣、核桃仁等煮粥服。当出现月经周期紊乱、经量较少时，可用桂圆、红枣、山药、当归、莲子、糯米煮粥食用。若患者心情烦躁、失眠健忘、多梦，应给予阿胶、鸡汤、淮山枣肉煲瘦肉或浮小麦、红枣加甘草煮粥食用，以调理身心、安神补肾。若患者易出汗、潮热，应给予麻雀粥或者桂圆莲子粥食用，以疏肝泄热、安神。

3. 注意饮食禁忌。饮食应少盐、少油、少糖；少食或忌食辛辣、刺激性的食品（包括调味品），如辣椒、花椒、茴香、胡椒、芥末、葱、蒜等；忌服烈酒及生冷、酸涩、兴奋性饮料，如咖啡、丁香茶等；避免吃油腻、高脂肪、高糖、高胆固醇的食物，如肥肉和各种蛋黄，鱼子，动物脑、肠、肝等。

（五）关节肌肉等疼痛不适的护理

1. 情绪烦躁。指导患者进行头部按摩。从印堂向眉弓和额部推送，每次1—2分钟，然后按揉太阳穴，每次1—2分钟，再推揉百会、风府等处。平时可常按揉肾俞、内关等穴。

2. 关节疼痛。督促患者及时找医生处理，并遵医嘱采用局部热敷、熨烫、中药涂擦、中药膏穴位贴敷等疗法来缓解症状。如可用适量生姜、葱白捣烂炒热，用布包熨烫。

3. 阴痒等不适，遵医嘱采用中药外洗。

（六）情志护理

向病人解释此病的生理过程，帮助其自我调整，以积极乐观、平衡的心态对待更年期的到来。多安慰患者，使其消除紧张、烦躁心理，树立自信心，保持积极向上的心态和和谐的人际关系，以提高自己的生活质量。鼓励患者多参加社会活动，与家属、同事、朋友多交流、沟通，以保持精神愉快舒畅，使肝气调达，气血调和，顺利度过更年期。

八、预防与健康指导：

1. 做到生活有规律，劳逸适度。保持工作、学习、劳动的节奏，保证充足的睡眠。注意防寒保暖，多参加户外活动，经常进行适合自身身体需要的丰富多彩的活动，如赶圩、散步、走亲戚等，以转移情绪、陶冶情操、锻炼身体，帮助身体保持正常状态。同时，睡前可进行瑶药浴，或用瑶药液、温热水泡脚，舒筋活络，活血祛瘀。减少过重的体力劳动或工作的劳累，提高睡眠质量，减少骨关节韧带的损伤及其他疾病的发生。

2. 保持愉快乐观的情绪。加强自我心理调理，避免紧张与担忧，克服急躁易怒的不良心理。注意与同事、朋友、家人多交流、沟通，减少敏感情绪，消除顾虑，愉悦心情。注意培养自己的兴趣爱好，协调好与周围人的关系，积极参加形式多样的公益活动，树立自信心和自身的社会认同感，以便拥有良好而稳定的心理状态，使自身身体潜能得到充分发挥，提高抗病能力和健康水平。

3. 合理调整、控制饮食。注意摄入富于蛋白质、维生素和富含铁、钙，且具有疏肝、健脾、理气功效的食物。包括用鸡蛋、鸡肉、鸭肉、猪肉、鱼、虾、海带、黑木耳、淡菜、百合、莲子、枸杞子、山药、桑葚、甲鱼、瓜子、山楂、小米、黑米、蘑菇、阿胶、牡蛎等烹制的食品，如小米粥、黑米粥、莲子百合粥、蘑菇烧鸡、首乌炒肝片、山药瘦肉汤、天麻鱼头汤等。适当进食蔬菜、水果，少食动物内脏，少食多餐，勿暴饮暴食，烹调以清淡少盐、易于消化吸收为宜。

4. 加强更年期有关知识的健康教育。学习、了解更年期的生理卫生知识，消除不必要的顾虑。积极通过活动、饮食、情绪的调整使自身不断地适应更年期，以乐观豁达的态度对待这一生理过程，牢固树立调整自己健康状况的信心。同时也积极宣传，使周围的人都能对更年期的知识有所了解，从而对更年期妇女给予理解、关怀和照顾，营造和谐的工作、生活环境，帮助更年期妇女更好地度过这一生理时期。[①]

九、来源备注：

（一）提供者

①石慧碧，瑶族医生，恭城瑶族自治县西岭镇新合村。

②陈静，瑶族村医生，恭城瑶族自治县莲花镇。

③吴章云、蒙文广，瑶族村医生，恭城瑶族自治县莲花镇东寨村。

④邓万祥，瑶族医生，恭城瑶族自治县恭城镇太平街一巷 26 号。

（二）收集者

①潘亚娟，恭城瑶族自治县恭城镇太平街一巷 26 号。

②张秀华、农秀明、陆璇霖、莫洒金、王粤湘，广西中医药大学第一附属医院。

---

①曹泽毅. 中华妇产科学：上册 [M]. 北京：人民卫生出版社，1999.

第四节　带下病的护理

（**瑶文**：Deih feix hlamv　yenx njec baengx nyei fuh leiz

国际音标：Tei³¹ fei³³ ɬam⁵⁴　jen²⁴ dʑe¹³ pɛːŋ²⁴ ȵei³³ fu³¹ lei²³¹）

一、病名：

（一）瑶医病名：燕叶苯，痕啊痕（瑶文：yenx njec baengx，国际音标：jen²⁴ dʑe¹³ pɛːŋ²⁴）。

（二）中医病名：带下病（leukorrhagia or morbid vaginal discharge）。

（三）中医分型：脾虚证、肾阳虚证、肾阴虚夹湿热证、湿热下注证、湿毒蕴结证。

二、沿用时间：150 多年

三、简要概述：

带下病是指带下量明显增多或减少，色、质、气味异常，甚至伴有全身或局部症状者。带下明显增多者称为带下过多，带下明显减少者称为带下过少。[①]

（一）脾虚证

一般素体脾虚，或饮食所伤，或劳倦过度，或忧愁思虑，或肝病乘脾，或肾虚不温脾土，均会导致脾虚运化失职，水湿不运，湿浊流溢下焦，伤及任、带二脉，发展为带下病。

（二）肾阳虚证

先天禀赋不足，或房劳多产，或年老体衰，或久病及肾，肾阳虚弱，命火不足，任、带失约；或因肾气不固，封藏失职，下元亏虚，任、带亦虚，津液滑脱而为带下过多。

（三）肾阴虚夹湿热证

素体阴虚或年老肾阴渐亏，或久病失养，肾阴失守，虚火妄动以致任、带失

---

①曹泽毅. 中华妇产科学：上册［M］. 北京：人民卫生出版社，1999.

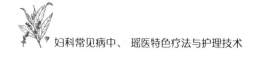
固，津液下夺；或阴虚复感湿热之邪，伤及任、带而致带下过多。

（四）湿热下注证

行经产后，胞脉空虚，摄生不洁，湿热内犯；或脾虚生湿，遏久化热；或肝脾不和，土壅木郁，湿热内生；或恣食肥甘，酿生湿热；或因淋雨涉水，久居湿地，蕴而化热；或感受暑湿，熏蒸而成。湿热流注下焦，或直犯阴器，损伤任、带二脉，发为带下病。

（五）湿毒蕴结证

摄生不慎，或阴部手术消毒不严，或值经期、产后胞脉空虚，洗涤用具不洁，湿毒乘虚直犯阴器、胞宫；或因热甚化成毒，与湿邪交结而为湿毒，或湿热遏久成毒，湿毒损伤任、带二脉而为带下病。

四、常见症候（主要症状、体征）：

带下增多，常伴有色、质、气味异常，阴部瘙痒、灼热、疼痛，性交痛，尿频、尿急、尿痛等症。

（一）脾虚证

带下量多，色白无臭，质地稀薄，如涕如唾，绵绵不断；面色萎黄，神疲乏力，倦怠嗜睡，少气懒言，纳少便溏；舌质淡胖，苔薄白腻，脉虚缓弱。

（二）肾阳虚证

带下量多，色白清冷，质稀如水，绵绵而下无休止，甚则滑脱不禁；腰膝酸软，畏寒肢冷，小腹冷坠，或腰背冷痛，耳鸣，小便清长，夜尿增多，大便溏薄，面色晦暗，精神不振；舌质淡润，苔薄白，脉沉迟。

（三）肾阴虚夹湿热证

带下量不多，色黄、白相兼，质黏稠，有异味；阴道有灼热感，阴部瘙痒，心烦少寐，手足心热，咽干口燥，腰酸腿软，头晕耳鸣，大便燥结；舌质红，少津，苔薄黄，脉细数。

（四）湿热下注证

带下量多，色黄，质黏稠，呈脓性或泡沫状，有臭味；外阴瘙痒或灼热疼痛，小腹作痛，或腰骶胀痛，胸闷纳呆，烦躁易怒，口苦咽干；舌质红，苔黄腻，脉滑数。

（五）湿毒蕴结证

带下量多，色黄绿如脓，或赤白相兼，质黏稠，臭秽难闻；阴部瘙痒、灼痛，小腹疼痛，腰骶胀痛，烦热头晕，口苦咽干，小便短赤、色黄，大便干结；舌质红，苔黄腻，脉滑数。

五、治疗：

（一）脾虚证

1. 内服

（1）方药：饿蚂蝗、小白解、上山虎、皮亮、铜钻、野荞麦壳、笔筒草、竹叶茶、墨斗菜各适量。[①]

（2）用法：水煎服，分早晚服，每日1剂。

2. 外治

（1）热熨

①方药：艾叶100克，盐500克。

②用法：先将盐炒热，然后加入艾叶一起炒几下，装入布袋并扎紧袋口。将布袋敷于脐部，每次15—20分钟，每日1—2次。

（2）艾柱灸

①选穴：带脉、三阴交、足三里、气海、脾俞、丰隆、中脘。

②用法：无瘢痕艾柱灸，每次选用3—5个穴位，每日1次。每穴每次灸5—7壮，5次为1个疗程。

（二）肾阳虚证

1. 内服

（1）方药：水冬哥10—15克，白吊栗10克，仙鹤草15克，酸藤根10—15克，水牛奶10—15克，骨碎补10克（白带多、清稀，食欲不振者加古椒木、水蚕根；小腹胀痛者加砂仁草、小钻、杉木浆、桃树寄生；湿重者加猪肚木；头晕者加钩藤；小便黄者加野菠萝；气血虚者加黄花倒水莲、当归藤）。[②]

（2）用法：水煎服，分早晚服，每日1剂。

2. 外治：会阴熏洗

（1）方药：忍冬藤30克，苦参20克，百部20克，黄连15克，大黄15克。

---

① 戴斌. 中国现代瑶药［M］. 南宁：广西科学技术出版社，2009.
② 金源生. 瑶医治疗妇女带下病验方［J］. 医学文选，1991（4）.

（2）用法：水煎半小时后去渣，取药液熏洗会阴部，先熏，待药液温度适宜后坐浴清洗。每次 15—20 分钟，每日 1 次，5 次为 1 个疗程。

（三）肾阴虚夹湿热证

1. 内服

（1）方药：白英、山药、茜草、灯笼泡各适量。

（2）用法：水煎，早晚温服。每日 1 剂，7 天为 1 个疗程。

2. 外治

（1）会阴泡洗

①方药：臭牡丹花 500 克。

②用法：水煎半小时后去渣，待药液冷至温度适宜时泡洗会阴部。每次泡 20 分钟，5 天为 1 个疗程。病情严重者可增加泡洗的次数。

（2）艾柱灸

①选穴：带脉、三阴交、足三里、气海、肾俞、太溪、丰隆。

②用法：无瘢痕艾柱灸，每次选用 3—5 个穴位，每日 1 次。每穴每次灸 5—7 壮，5 次为 1 个疗程。

（四）湿热下注证

1. 内服

（1）方药：结公旁（鸡冠头）30 克，红糖一小块。

（2）用法：水煎，早晚温服，每日 1 剂。

2. 外治

（1）会阴熏洗

①方药：杠板归 10 克，蛇舌草 10 克，蒲公英 10 克，三角泡 10 克，马缨丹 10 克等。[1]

②用法：水煎半小时后去渣，取药液熏洗会阴部，先熏，待药液温度适宜后坐浴清洗。每次 15—20 分钟，每日 1 次，5 次为 1 个疗程。

（2）艾柱灸

①选穴：带脉、三阴交、足三里、气海、太冲、行间、中极、阴陵泉。

②用法：无瘢痕艾柱灸，每次选用 3—5 个穴位，每日 1 次。每穴每次灸 5—7 壮，5 次为 1 个疗程。

---

[1] 洪宗国. 瑶医药浴的治疗与保健作用 [J]. 中南民族大学学报（自然科学版），2011，30（1）.

（五）湿毒蕴结证

1. 内服

（1）方药：

①诺唐紧根皮 30 克。

②蒲公英 15 克，金银花 15 克，野菊花 15 克，紫花地丁 15 克，紫背天葵 10 克，半支莲 15 克，穿心莲 15 克，蛇舌草 15 克。[①]

（2）用法：水煎，早晚温服，每日 1 剂。

2. 外治：会阴泡洗

（1）方药：臭牡丹花 500 克。

（2）用法：水煎半小时后去渣，待药液冷至温度适宜时泡洗会阴部。每次泡 20 分钟，5 天为 1 个疗程。病情严重者可增加泡洗的次数。

六、注意事项：

1. 向患者耐心解释，说明药物外用熏、泡洗是无痛的，以消除患者的紧张心理，使其放松心情，配合治疗。

2. 局部用药一定要注意清洁干净，在清洁环境下最好采用暴露疗法。

3. 用药后局部出现皮疹等过敏表现者应停用。

4. 艾柱灸、泡洗和熏洗过程中，温度不宜过热，以防烫伤。对老年、感觉迟钝的患者，泡洗水温应控制在 38℃—40℃。

5. 在伤口部位熏洗时，严格使用无菌操作。

6. 经期、孕妇禁坐浴。

7. 所用物品须清洁消毒，用具一人一份，避免交叉感染。

七、护理：

（一）一般护理

1. 诊室及居室环境

（1）诊室及居室环境清洁、舒适、安静，保持室内空气新鲜。

（2）根据病症性质，居室保持适宜的温湿度。虚症者室温可稍高；湿热症者室内要保持干燥。注意随气候变化增减衣服，保暖防寒。治疗时，冬季关门窗，

---

①张朝卿，戎聚全，莫永安，等. 荔波常用瑶药的民族民间应用（二）［J］. 黔南民族医专学报，2004，17 （1）.

无空调要设火炉，避寒冷与风吹，以防患者在治疗过程中受凉而加重病情。

2. 生活起居护理

（1）外阴瘙痒者，嘱患者勤修剪指甲，勤洗手，防止抓伤皮肤。

（2）清洗会阴部的用具如毛巾等应煮沸消毒或暴晒，并专人专用，忌盆浴，提倡淋浴。

（3）注意个人卫生，尤其在经期、产后，内裤应宽松柔软、透气性好，勤换内裤或使用卫生垫，勤排尿，勤洗外阴，保持会阴清洁。

（4）慎起居，避寒湿，防劳累，节房事，经期停止阴道用药和坐浴、熏洗治疗。治疗期间应暂禁房事，防止上行感染。

（二）病情观察

1. 观察带下的量、色、质、气味，以及全身、局部情况，如腰酸，下腹虚冷、隐痛，下阴部不适感或瘙痒感等。

2. 带下量增多，出现脓样、夹血、有恶臭时，应注意恶变，及时报告医生并配合处理。

（三）给药护理

1. 药宜偏凉服。

2. 服药期间忌食生冷、肥甘之品及饮酒，节嗜欲。

3. 使用外用药熏洗、泡洗时，药液温度应控制在38℃—40℃，用药前后注意观察局部有无不良反应。

（四）饮食护理

1. 注意调整饮食习惯。饮食以清淡、易消化、富有营养，而且有助于止带之品为宜，适当多饮水。可采用鲜鱼腥草根30克捣烂取汁加适量白糖服，或白果煮红糖服，或白果煮黑豆、红枣服，或仙鹤草、侧柏叶、茅根煎水代茶饮。

2. 注意饮食调理配伍，可根据病症辨证用膳。脾肾虚者饮食以温补气血为宜，选择肉类、蛋类、牛奶、黄芪、白果等配膳食用，如山药、姜、葱、羊肉（或白果、黄芪、乌骨鸡）加适量酒炖服，或早晚用韭菜煮粥服，或白背叶根煮猪骨头服等。肾阳虚者饮食宜清补，选用白果、黄芪、乌骨鸡、山药、莲子、红枣、糯米等配膳食用，如黄芪、乌骨鸡炖服，莲子、红枣、糯米煮粥服，保暖风炖鸡服等。湿热下注者以清热为宜，饮食宜清淡，多食富含维生素的新鲜蔬菜、水果等，多饮水。选择马齿苋、冬瓜子、鸡蛋、鸡冠花、金樱子、白果、扁豆、木棉花、猪肉、金针菜等搭配食用。如早晚用马齿苋，或木棉花，或用薏苡仁、山药、莲子 30—50 克煮粥服，马齿苋煮鸡蛋汤喝，鸡冠花 30 克、金樱子 15 克、白果 10 个加瘦猪肉适量炖服，白果、薏苡仁、猪小肚炖服，鸡冠花煮鸡蛋，吃蛋喝汤。湿毒蕴结者宜清利湿热，饮食宜清淡，以赤小豆 30 克、红枣 10 克炖粥服。[①]

3. 注意饮食禁忌。禁食辛辣、刺激、油腻、温补、燥热和甜腻厚味的食物，禁止喝酒吸烟，禁食海鲜、河鲜等发物。尤其是脾肾虚者忌食生冷、寒性及刺激性等克伐脾阳之食物，如辣椒、咖啡、醇酒、凉菜；湿浊严重者忌收涩、厚味之品，以免蕴湿生热，导致病情加重。

（五）会阴瘙痒或灼热疼痛等不适的护理

督促患者及时找医生处理，并遵医嘱采用会阴泡洗或熏洗等疗法来缓解症状。如选用鲜飞天蜈蚣 100 克、羊尾巴 100 克、蛇床子（干品）50 克煎水 3000 毫升，温洗外阴部。[②]

（六）情志护理

患者因患带下病而困惑，思想负担较重，应及时做好心理疏导，耐心讲解本病的相关知识，使其了解病情，稳定情绪，安心养病。同时，家属也要理解患者，帮助患者保持心情开朗，以良好的心态配合治疗，促进身体的早日康复。

八、预防与健康指导：

1. 生活起居规律、饮食有节。每日坚持锻炼身体，劳逸结合，保证休息与充足的睡眠时间，勿久居湿地、当风，勿嗜酒、操劳过度、房事不节，经期、产后避免水中作业、冷风入侵及生冷饮食，提高抗病能力。平素饮食以清淡、富于营养为主，把握饮食禁忌，如：虚证不可用寒凉之物；湿热证明显则勿过早用收涩之品，避免辛辣、温燥、油腻等滋生湿热的食物。平时遵医嘱适当服用健脾、清热、利湿的中药，以达到强身健体，预防带下病的目的。

2. 养成良好的卫生习惯。保持外阴清洁，注意经期、产后及产褥期的卫生，清洗会阴部的用具如毛巾等应煮沸消毒或暴晒，并专人专用。忌盆浴，提倡淋浴及蹲式厕所，勤换内裤或使用卫生垫，勤排尿，勤洗外阴，经期停止阴道用药和

---

①张朝卿，戎聚全，莫永安，等. 荔波常用瑶药的民族民间应用（三）[J]. 黔南民族医专学报，2004，17（3）.

②罗振习. 瑶医验方简介 [C]. 第四届全国民族医药学术交流暨《中国民族医药杂志》创刊 10 周年庆典大会论文集，2005.

坐浴、熏洗治疗。避免计划外妊娠，减少房劳多产，以免损伤任、带二脉。定期进行妇科检查，及早发现病变，及时治疗。治疗期间应暂禁房事，以免房事过度损伤肾气，导致命门不固诱发或加重带下病，影响治疗效果。

3. 保持精神愉快，正确对待疾病，早诊断，积极治疗。注意自我调节，畅调情志。家属应给予关心和支持，鼓励患者树立治疗疾病的信心，减轻其精神压力和思想负担，解除心中疑虑，积极遵从医嘱治疗。若反复治疗效果不显著，应嘱患者配偶一起配合接受全身检查，积极治疗原发性疾病，如慢性宫颈炎、宫颈癌、糖尿病等，促进身体早日康复。

九、来源备注：

（一）提供者

①义凤聪，汉族，农民，富川瑶族自治县麦岭镇桐木宅村。

②邓忠秀，瑶族，农民，富川瑶族自治县富阳镇江塘村。

③麦四花，瑶族，农民，富川瑶族自治县柳家乡壁溪山村。

④范冬花，瑶族，农民，富川瑶族自治县石家乡坪珠村。

⑤董凤有，瑶族，农民，富川瑶族自治县白沙镇白沙街。

⑥陈明翠，瑶族，农民，富川瑶族自治县朝东镇蚌贝村。

（二）收集者

①梁少娟、蒋贞贞、程先明，富川瑶族自治县民族医医院。

②张秀华、彭锦绣、农秀明、陆璇霖、莫迺金、王粤湘，广西中医药大学第一附属医院。

第五节 宫颈炎的护理

（瑶文：Deih hngz hlamv   gong gang yenx nyei fuh leiz

国际音标：Tei^{31} $ŋ^{231}$ $łam^{54}$ $koŋ^{33}$ $kaŋ^{33}$ jen^{24} $ɲei^{33}$ fu^{31} lei^{231}）

一、病名：

（一）瑶医病名：宫颈炎（瑶文：gong gang yenx，国际音标：$koŋ^{33}$ $kaŋ^{33}$ jen^{24}）。

（二）中医病名：子宫颈炎（uterine cervicitis）。

（三）中医分型：湿热证。

二、沿用时间：150 多年

三、简要概述：

宫颈炎是指子宫颈受到各种病菌的侵犯，发生急性和慢性炎症病变。临床上以慢性宫颈炎为多见。慢性宫颈炎有轻度、中度、重度糜烂等程度之别，又有糜烂、息肉、肥大、宫颈腺体囊肿等不同类型。宫颈炎的主要类型是湿热证型。[①]

四、常见症候（主要症状、体征）：

带下量多，色乳白、质黏稠，或淡黄呈脓样；腰背酸楚，神疲乏力，小腹坠痛，阴部瘙痒等。如有宫颈息肉形成时可出现白带夹血，或有接触性出血等现象。舌质偏红，脉细弦。

五、治疗：

1. 内服

（1）方药：

①白毛英 60—120 克，红枣 30 克，龙骨风 30 克，地茯苓 90 克，猪小肚 1 个。

②红牛膝 20 克，川谷根 20 克，豆角木的黑壳虫 10 克。

③红背桐 15—30 克。

④红花牛屎茶根 6 克，海金沙 60 克，杉树根、油桐寄生、小叶救必应（乌尾丁）各 30 克，鸡肉适量。

⑤石菖蒲、前胡、三十六荡、过塘藕、白牡丹、六月雪、地桃花、杜仲各 10 克。[②]

（2）用法：水煎，分早晚服，每日 1 剂。

---

①曹泽毅. 中华妇产科学：上册 [M]. 北京：人民卫生出版社，1999.

②覃迅云，李彤. 中国瑶医学 [M]. 南宁：广西民族出版社，2001.

2. 外治

（1）宫颈湿敷

①方药：复方紫草油（紫草 30 克，生大黄 15 克，黄柏 15 克，冰片 15 克，麻油 300 毫升）。把生大黄、黄柏研成粉末，连同冰片、紫草放入麻油中浸泡 2 周以上。

②用法：用纱布球沾复方紫草油并做成栓塞填入阴道，湿敷半小时至 1 小时后取出。每天 1—2 次，10—20 天为 1 个疗程。

（2）局部涂药

①方药：红背桐 15—30 克。

②用法：红背桐鲜品 15—30 克捣烂，取汁涂患处。每天 1 次，连续 5 天为 1 个疗程。病情严重者可增加涂药的次数。

（3）会阴熏洗

①方药：杠板归 10 克，蛇舌草 10 克，蒲公英 10 克，三角泡 10 克，马缨丹 10 克。[①]

②用法：水煎半小时后去渣，取药液熏洗会阴部，先熏，待药液温度适宜后坐浴清洗。每日 1 次，5 次为 1 个疗程。

六、注意事项：

1. 向患者耐心解释，说明药物外用是无痛的，以消除患者的紧张心理，使患者放松心情，配合治疗。

2. 局部用药时，用物一定要注意清洁干净，在清洁环境下最好采用暴露疗法。

3. 用药后局部出现皮疹等过敏现象者应停用。

4. 药液熏洗过程中，温度不宜过冷、过热，以防烫伤或着凉，对老年、感觉迟钝的患者，药液熏洗的水温要控制在 38℃—40℃。

5. 经期、孕妇禁坐浴。

6. 所用物品须清洁消毒，用具一人一份，避免交叉感染。

---

① 洪宗国. 瑶医药浴的治疗与保健作用 [J]. 中南民族大学学报（自然科学版），2011，30（1）.

七、护理：

（一）一般护理

1. 诊室及居室环境

（1）诊室及居室环境清洁、舒适、安静，保持室内空气新鲜。

（2）根据病症性质，居室保持适宜的温湿度。偏阳虚者室温可稍高，平时注意足下、背部及下腹部的防寒保暖；偏气虚者居室温湿度应适宜，注意随气候变化增减衣服，秋冬尤其注意防寒保暖，防止外感；偏阴虚者避免室内温度过高，以免出汗。治疗时，冬季关门窗，无空调要设火炉，避寒冷与风吹，以防患者在治疗过程中受凉而加重病情。

2. 生活起居护理

（1）保持会阴清洁。注意个人卫生，尤其经期，分娩、流产或手术（子宫损伤）后以及产褥期，内裤应宽松柔软、透气性好，勤换内裤和卫生垫。勤修剪指甲，勤洗手，防止抓伤皮肤；勤用温水洗外阴，清洗会阴部的用具如毛巾等应煮沸消毒或暴晒，并专人专用。忌盆浴，提倡淋浴，孕妇、经期停止阴道用药和坐浴、熏洗治疗。

（2）慎起居，避寒湿，防劳累，节房事。偏阳虚者多进行户外活动，多晒太阳，以助升发阳气，但防止出汗过多。偏气虚者、阴虚者要保证充足的睡眠时间以养精蓄锐，宜多听轻松愉快的音乐，以松弛紧张的情绪，消除疲劳。治疗期间应暂禁房事，防止上行感染。

（二）病情观察

1. 观察阴道分泌物的量、色、质、气味，以及全身、局部情况，如腰酸，下腹虚冷、隐痛，下阴部不适感或瘙痒感等。

2. 阴道分泌物增多，出现脓样、夹血或有恶臭时，应注意恶变，及时报告医生并配合处理。

（三）给药护理

1. 药宜偏凉服。

2. 服药期间忌食生冷、肥甘之品及饮酒。

3. 使用外用药时，应注意观察局部有无不良反应，外洗药液温度不宜过热或过冷。

（四）饮食护理

1. 注意调整饮食习惯。饮食以清淡、易消化、富有营养和维生素，而且有助于清热利湿之品为宜，适当多饮水，如用茅根煎水代茶饮。

2. 注意饮食调理配伍。本病以湿热为主，饮食以清热利湿为宜。可选择马齿苋、冬瓜子、鸡蛋、薏苡仁、山药、莲子、鸡冠花、金樱子、白果、扁豆、木棉花、猪肉、金针菜等搭配食用。如早晚用马齿苋适量，或木棉花适量，或用薏苡仁、山药、莲子 30—50 克煮粥服，薏苡仁、莲子、茯苓、山药炖排骨汤喝，马齿苋煮鸡蛋汤喝，鸡冠花 30 克、金樱子 15 克、白果 10 个加瘦猪肉适量炖服，白果、薏苡仁、猪小肚炖服，沙参、玉竹炖老鸭汤喝。

3. 注意饮食禁忌。勿过早用收涩之品，禁食辛辣、刺激、油腻、热性和甜腻厚味的食物，如辣椒、咖啡、醇酒等。不宜进食海鲜、河鲜等发物，尤其急性期不宜进食生冷水果、蔬菜、腥臭之品以及糯米等难消化之食物，这些食物都不利于炎症的消退，甚至还会导致疾病的加重。

（五）会阴瘙痒或疼痛等不适的护理

督促患者及时找医生处理，并遵医嘱采用药物煎汤进行会阴泡洗或熏洗等治法来缓解症状，如用无花果适量煎水外洗会阴部。

（六）情志护理

患者因患病影响日常生活而困惑，思想负担较重。应做好心理疏导，向患者说明本病的基本常识，使患者了解自己的基本病情，消除不良心理，保持情绪稳定和心情开朗，积极配合治疗，以良好的心态安心养病，促进身体早日康复。

八、预防与健康指导：

1. 做好生育工作。避免计划外妊娠，尽量减少人工流产及其他妇科手术对宫颈的伤害，定期进行妇科检查，及早发现病变，及时治疗。若反复治疗效果不显著，在自身做全身检查的基础上，嘱咐配偶一并接受检查，双双配合积极治疗。

2. 保持外阴清洁。注意经期，分娩、流产、手术（子宫损伤）后及产褥期的卫生。清洗会阴部的用具如毛巾等应煮沸消毒或暴晒，并专人专用。忌盆浴，提倡淋浴及蹲式厕所。内裤应宽松柔软、透气性好。勤换内裤或使用卫生垫，勤用温水清洗外阴，保持会阴清洁，预防感染。

3. 生活起居有常。加强锻炼身体，注意休息和保证睡眠时间，提高抗病能力。注意勿久居湿地、当风，勿嗜酒、操劳过度、房事不节，经期、产后等避免水中作业、冷风入侵，避免外邪入侵。安排好作息和用药时间，孕妇、经期停止阴道用药和坐浴、熏洗治疗，尤其是治疗期间应暂禁房事，防止上行感染。

4. 养成良好的饮食习惯。饮食有节，把握饮食禁忌，饮食宜清淡、易消化、富有营养。血瘀证不可用寒凉之物，湿热证勿过早使用收涩之品，阴虚火旺证避免辛辣、温燥、油腻等滋生湿热的食物。遵医嘱适当服用健脾、清热、利湿的中药以调理身体，除病祛邪。

5. 保持精神愉快。正确对待疾病，早期诊断，积极治疗。加强自我心理调适，学习本病基本防治知识，减轻精神压力和过重的思想负担，畅调情志，疏肝解郁，积极遵从医嘱并坚持治疗，促进身体早日康复。

九、来源备注：

（一）提供者

①义凤聪，汉族，农民，富川瑶族自治县麦岭镇桐木宅村。

②邓忠秀，瑶族，农民，富川瑶族自治县富阳镇江塘村。

③麦四花，瑶族，农民，富川瑶族自治县柳家乡壁溪山村。

④范冬花，瑶族，农民，富川瑶族自治县石家乡坪珠村。

⑤董凤有，瑶族，农民，富川瑶族自治县白沙镇白沙街。

⑥陈明翠，瑶族，农民，富川瑶族自治县朝东镇蚌贝村。

（二）收集者

①梁少娟、蒋贞贞、程先明，富川瑶族自治县民族医医院。

②张秀华、彭锦绣、农秀明、陆璇霖、莫迺金、王粤湘，广西中医药大学第一附属医院。

第六节　孕期便秘的护理

（瑶文：Deih luoqc hlamv　yunc don kaev bienx maengh nyei fuh leiz

国际音标：Tei^{31} luo^{12} ɬam^{54}　jun^{13} ton^{33} khɛ^{24} pien^{24} mɛːŋ^{31} ɲei^{33} fu^{31} lei^{231}）

一、病名：

（一）瑶医病名：妊娠大便难，哚喘难解泊（瑶文：yunc don kaev bienx maengh，国际音标：jun^{13} ton^{33} khɛ^{24} pien^{24} mɛːŋ^{31}）。

（二）中医病名：妊娠便秘（pregnancy constipation）。

（三）中医分型：血虚津亏证，血热肠燥证，脾肺气虚证，气机郁滞证。

二、沿用时间：200 多年

三、简要概述：

孕期便秘是指在妊娠期间发生的或者是妊娠前原有而现在继续存在的排便困难。妊娠期受大量雌激素影响，肠蠕动减弱，粪便在大肠停留时间延长而出现便秘。孕期便秘也称妊娠便秘，是孕妇大小便不通之症。[①]孕妇是便秘的高发人群，尤其以妊娠后期更为多见。妊娠便秘主要可分为血虚津亏、血热肠燥、肺脾气虚、气机郁滞等 4 个证型。[②]

（一）血虚津亏证

气血不足，气血津液下降养胎，大肠津液亏耗，便不得津而致便秘。

（二）血热肠燥证

血虚，肠道失于滋养，大便坚涩难解而致便秘。

（三）脾肺气虚证

脾肺气虚，健运无权，精微不化而致便秘。

（四）气机郁滞证

气血聚而养胎，久而易郁，久郁则伤肝，肝失疏泄易引起脾失健运，气机壅滞，通降失常，致糟粕内停不得下行而致便秘。

四、常见症候（主要症状、体征）：

无法正常排便，排便不充分，大便稀溏或大便硬结，排便疼痛，或排解不通畅，或几日无大便，常伴有腹胀、腹痛、躯体不适等症状。[③]原因为大肠热则大便不通，小肠热则小便不通，大、小肠俱热，二便皆秘。

（一）血虚津亏证

大便干结，面色无华或萎黄，口唇色淡，头晕眼花，心悸气短，失眠多梦，健忘，或口干口渴、渴欲饮热水，或腰酸腹痛、胎动下坠，或小腹绵绵作痛，或阴道少量流血，色淡，苔白或少，脉细滑。兼阴虚火旺者，心中烦闷，坐卧不

---

①张鉴修. 中医治疗妇女病 ［M］. 武汉：湖北科学技术出版社，1984.

②李薇. 妊娠便秘的中医治疗思辨 ［J］. 辽宁中医药大学学报，2006，8（6）.

③刘妮霞. 妊娠便秘的处理 ［J］. 内蒙古中医药，2013，（25）：32.

宁，午后潮热，手足心热，口干咽燥，渴不多饮，小便短黄，舌红苔少或薄黄而干，脉细数而滑。

（二）血热肠燥证

大便干结，面红身热，口干口臭，渴喜冷饮，心烦少寐，小便短赤，或腰酸腹痛、胎动下坠，或阴道下血，血色深红或鲜红，质稠，舌红，苔黄，脉滑数。

（三）脾肺气虚证

粪质并不干硬，虽有便意，但临厕努挣乏力，便难排出，汗出气短，便后乏力，面白神疲，肢倦懒言，或腰酸腹痛、小腹空坠，或阴道少量流血，色淡质稀，舌淡，苔白，脉缓滑或滑而无力。

（四）气机郁滞证

大便干结或不甚干结，欲便不得出，或便不爽，肠鸣矢气，腹中作痛，情志抑郁，或烦躁易怒，胸胁满闷，嗳气频做，食少纳呆，舌红苔薄，脉弦滑。如冲气挟肝火上逆犯胃，则呕吐酸水或苦水，胸胁满闷，嗳气叹息，头晕目眩，口苦咽干，渴喜冷饮，溲赤，舌红，苔黄燥，脉弦滑数。

五、治疗：

（一）血虚津亏证

1. 内服

（1）方药：熟地 10 克，玄参 10 克，麦冬 10 克，首乌 10 克，白芍 10 克，蜂蜜 1 勺。

（2）用法：水煎，分早晚 2 次服，每日 1 剂。

2. 外治：瑶医耳穴压豆法

（1）选穴：主穴取便秘点、直肠下端、交感，配穴取大肠、三焦、脾、小肠、肺、胃。

（2）方法：单侧取穴，用 75％酒精消毒耳廓，等消毒液干后，再在选好的穴位上用探棒刺激穴位，等患者出现酸、疼痛感或出现皱眉后，用镊子取王不留行籽耳穴贴固定在穴位上，用食指、拇指进行按压刺激，手法要由轻缓到重，以患者能耐受为度，稍后用力按压片刻，以孕妇耳廓酸、麻、胀、痛为准。每天捏 4—5 次，每次 3 分钟。双耳轮换治疗，隔日换另一侧，6 天为 1 个疗程。①②

---

①于福源. 耳穴压豆治疗术后腹胀的临床观察［J］. 中医临床研究，2012，4（23）.
②曾晶，谈珍瑜，邹芝香. 耳穴贴压法治疗妊娠便秘疗效观察［J］. 中国中医药信息杂志，2012，19（6）.

（二）血热肠燥证

1. 内服

（1）方药：熟地 10 克，玄参 10 克，桑葚 10 克，火麻仁 10 克，白芍 10 克，土黄芩 10 克。

（2）用法：水煎，分早晚 2 次服，每日 1 剂。

2. 外治：瑶医耳穴压豆法

（1）选穴：大肠、三焦、直肠下端、脾、小肠、肺。

（2）方法：同血虚津亏证。

（三）脾肺气虚证

（1）方药：熟地 10 克，土黄芪 10 克，土党参 10 克，土茯苓 10 克，火麻仁 10 克，白芍 10 克，蜂蜜 1 勺。

（2）用法：水煎，分早晚 2 次服，每日 1 剂。

（四）气机郁滞证

（1）方药：土黄芩 10 克，决明子 10 克，土柴胡 10 克，土茯苓 10 克，白芍 10 克，山栀子 10 克。

（2）用法：水煎，分早晚 2 次服，每日 1 剂。

六、注意事项：

1. 每日坚持适当运动，养成定时排便的习惯。

2. 保持充足的睡眠时间和良好的心情。

3. 注意饮食宜忌。如：血虚津亏证注意增加新鲜果蔬、粗纤维食物和水分的摄入，如早上起床后喝一杯温开水或蜂蜜水，少食糯米粽子、糯米汤圆、蒜、辣椒、胡椒、茴香、韭菜等难消化、刺激性的食物，避免煎炒之物、酒类及寒凉生冷食物。血热肠燥证、脾肺气虚证可以吃些健脾益气、养血通便、开胃、促消化的食物，例如用山药、山楂、粳米、小米等搭配煮粥服用，少食辣椒、川椒、芥末、大葱、洋葱、韭菜、糯米粽子、糯米汤圆、莲藕等刺激肠道的辛辣食物和不易消化的食物，不宜进食桂圆、柿子、菠萝、橘子等水果。

4. 忌用或慎用峻下、滑利、祛痰、破血、耗气、泻下的药物，如大黄、番泻叶等。

七、护理：

（一）一般护理

1. 诊室及居室环境

（1）诊室及居室环境清洁、舒适、安静，保持室内空气新鲜。

（2）根据病症性质，居室保持适宜的温湿度。气血亏虚者室温可稍高，室内保持干燥；血热者避免室内温度过高，以免出汗。注意保暖防寒。治疗时，冬季关门窗，避寒冷与风吹，以防患者受凉。

2. 生活起居护理

（1）鼓励并指导孕妇尽量多下床运动，如散步，以促进肠蠕动。每次锻炼的负荷量以不感到劳累而又能达到锻炼目的为宜。

（2）生活规律，劳逸结合，保证睡眠时间，保持乐观情绪。

（二）病情观察

观察排便困难情况如腹痛、肛门烧灼感、下坠感，肠鸣音，以及食欲、睡眠等。注意大便的性质、次数、量，便后有无出血以及阴道分泌物情况。

（三）给药护理

中药汤剂、药粥宜温服。

（四）饮食护理

1. 注意调整饮食习惯。注意嘱咐孕妇科学合理地饮食，适当摄入富于营养、维生素和纤维素多的食物，选择薏米、小米、玉米、红薯、菠菜、香蕉、鸡肉、猪肉等荤素、粮食、水果搭配食用，并多喝水，多饮汤，补充水分，维持孕期营养。可补充少量动物油，也可吃些润肠通便的食品，如芝麻糊、蜂蜜各60克，每日早晨空腹用温开水冲服，利于大便通畅。

2. 注意饮食调理配伍。血虚津亏证、脾肺气虚证多食暖脾驱寒的食物，如土人参25—40克煮土鸡蛋服，或芝麻粉30克、粳米100克煮粥服用，食物烹调中加入少许生姜以驱寒。血热肠燥证食润燥通便的食物，如红枣20枚去核煮水代茶饮，无花果30克或胡核仁4个捣烂，加入粳米100克，一同煮粥喝（先将粳米加水煮沸，然后放入无花果或捣烂的胡核仁熬成粥），服用时可加适量蜂蜜或糖。气机郁滞证食用调畅气机的食物，如用苏子、麻仁各15克，米适量共煮粥早晚服食，以助养胎，减少便秘。

3. 注意饮食禁忌。禁烟酒、浓茶、辣椒等辛热、刺激性的食物，少吃肥甘厚味，避免营养过剩，少食难消化的食物，如螃蟹、糯米等，以免引发便秘。

（五）情志护理

多给予心理支持，及时做好安抚、解释工作，说明排便的重要性，帮助患者及时宣泄不良情绪。鼓励孕妇平时多听一些激扬、优雅的音乐以调畅情志，帮助其克服紧张、恐惧、急躁等不良情绪影响，使孕妇保持乐观情绪，顺利度过孕期。

八、预防与健康指导：

1. 保持环境整齐、清洁、干燥、舒适。

2. 养成定时排便的习惯，积极适应环境，没有便意，亦须如厕。排便时不要做其他事，如阅读书、报纸等。

3. 每天适量运动，避免久坐久卧，补充适量水分，如白开水，或清晨空腹时服蜂蜜一大匙，后饮温开水一大杯，或饭后 30 分钟喝些酸奶。

4. 选择正确食谱，多吃富含维生素及膳食纤维等易消化的食物，忌食辛辣、烟酒、煎炒等动火、刺激之品，少食寒性水果蔬菜，以缓解孕期虚证。

5. 加强情志护理，鼓励孕妇及家属相互鼓励、交流，表达自己的心情，促进精神放松愉快，解除因心理压力造成的便秘。

九、来源备注：

（一）提供者

①邓合秀，瑶族，农民，恭城瑶族自治县西岭镇新合村。

②李玲郁，瑶族，村医，恭城瑶族自治县三江乡三江村。

③赵元强，瑶族，村医，恭城瑶族自治县西岭镇新合村。

④严爱玲，瑶族，村医，恭城瑶族自治县莲花镇东寨村。

⑤韦润萍，瑶族，医生，恭城瑶族自治县恭城镇太平街一巷 26 号。

（二）收集者

①李萍、黄卉、潘亚娟，恭城瑶族自治县恭城镇太平街一巷 26 号。

②王粤湘、彭锦绣、农秀明、张衍，广西中医药大学第一附属医院。

第七节　产后关节痛的护理

（瑶文：Deih cietv hlamv　yungz don ceix nqaang bienh ndutv mun nyei fuh leiz

国际音标：Tei³¹ tshiet⁵⁴ ɬam⁵⁴　juŋ²³¹ ton³³ tshei²⁴ ga:ŋ³³ pien³¹ dut⁵⁴ mun³³ ŋei³³ fu³¹ lei²³¹）

一、病名：

（一）瑶医病名：治略，云端猛领闷（瑶文：yungz don ceix nqaang bienh ndutv mun，国际音标：juŋ²³¹ ton³³ tshei²⁴ ga:ŋ³³ pien³¹ dut⁵⁴ mun³³）。

（二）中医病名：产后关节痛（postpartumparalysis or postpartum arthritis pain）、产后身痛、产后遍身疼痛、产后痛风（俗称产后风）。[①]

（三）中医分型：气血不足证、肾精亏虚证、风寒侵袭证。[②]

二、沿用时间：200 多年

三、简要概述：

产后关节痛是指育龄妇女在产褥期出现肢体酸痛、麻木、重着感等表现的一种疾病。[③④⑤] 产后身痛是妇产科常见的"月子病"，临床较为常见，主要由于患者素体肾亏，产时骨节开张，血脉流散，遇气弱则经络、肉之间血多凝滞，骨节不利，筋脉不舒，故腰背部不能转侧，足不能屈伸而痛也。[⑥] 或因新产气虚，久坐多语，运动用力，遂致头目昏眩，四肢疼痛，寒热如疟，自汗，名曰"蓐劳"。

四、常见症候（主要症状、体征）：

产妇由于分娩失血，精力耗伤，百脉空虚，风寒外邪易乘虚而入，阻滞经

---

①北京市中医学校. 妇科心法要诀白话解［M］. 北京：人民卫生出版社，1963.

②夏桂成. 中医临床妇科学［M］. 北京：人民卫生出版社，1994.

③满玉晶，董淑敏，李晶. 自拟养血通络汤治疗产后身痛 15 例［J］. 中医药信息，2003，20（3）.

④徐慧芳，李道成，赵颖. 补气生化膏对气虚血瘀型产妇产后功能恢复的临床研究［J］. 中国医药导报，2013，10（3）.

⑤王红梅，李莲，周沛，等. 十全大补汤加荆芥治疗产后身痛 50 例［J］. 河北中医，2012，34（9）.

⑥万全. 万氏妇人科［M］. 武汉：湖北人民出版社，1983.

络，导致身痛。因而产褥期出现恶寒头痛、全身酸胀、关节不利、腰膝无力、头痛头晕、怕风多泪、眼眶疼痛、眼睛干涩、手足麻木、关节和肌肉有冷风入侵（钻风）感。其中，风胜者，疼痛游走不定；寒胜者，疼痛剧烈，痛有定处，得暖则减；湿胜者，肢体肿胀，麻木重着，活动不利。各证型具体表现如下。[①]

（一）气血不足证

遍身关节酸痛，肢体酸楚、麻木，面色㿠白，头晕目眩，心慌气短，失眠多梦，神疲乏力，舌质淡红，苔薄白，脉细弱。

（二）肾精亏虚证

腰酸背痛，两腿乏力，俯仰不利，足跟疼痛，眼睑黯黑，头晕目眩，耳鸣如潮，按之可缓，舌质淡，苔薄白，脉沉细。

（三）风寒侵袭证

周身关节酸痛，屈伸不利，或腰背强痛，或痛无定处，或疼痛剧烈，如锥如刺，或肢体肿胀，麻木重着，步履艰难，或足不能站立，得热则舒，恶风怕冷，纳谷不香。舌质淡红，苔薄白，脉细缓。

五、治疗：

（一）气血不足证

1. 内服

（1）方药：穿破石、黄花倒水莲、牛耳风、红背菜、红芙蓉、小叶醉酱草、马连鞍、牛膝风、狗脚迹、小散骨风、四季花、保暖风、鸡穿裤、十全大补各10克。[②]

（2）用法：水煎，分早晚2次服，每日1剂。

2. 外治

（1）瑶药浴

①方药：海风藤、鸡血藤、络石藤、钩藤、寄生茶、桂枝、桑枝、半枫荷、透骨消、见风青、九节茶等各适量。

②用法：

a. 把草药分别捆成小扎，放入大口锅中煎煮30分钟左右。

b. 药液煎好后，趁热倒入事先准备好的沐浴盆中，然后置一小凳子于沐浴

---

①夏桂成. 中医临床妇科学［M］. 北京：人民卫生出版社，1994.

②覃讯云，李彤. 中国瑶医学［M］. 南宁：广西民族出版社，2001.

盆中央，患者坐于凳子上，让药液散发的蒸气熏蒸。

c. 沐浴盆外面用一张竹席子沿沐浴盆围成一竖直圆筒形，在其上用一簸箕或另一张竹席盖上使之密封，或用有盖浴桶，使药液蒸气不致散发，并使患者头颈部外露，便于观察。

d. 待沐浴盆内药液温度降至可以淋浴或擦洗时，即用毛巾浸药液淋患者颈部以下身体，使药液往下流，同时，将浸有药液的毛巾自颈部往下擦洗身体，直至全身皮肤潮红、发热、出汗为止。

（2）火攻

①选穴：风池、大椎、足三里、曲池、血海、阳陵泉、三阴交、阿是。

②用法：将药枝点燃后，熄灭明火，把燃着暗火的药枝包裹于2层牛皮纸内，以余热施治于选定穴位。

（3）火灼（灯芯草灸）

①选穴：阿是。

②用法：同原发性痛经治疗操作方法。

（二）肾精亏虚证

1. 内服

（1）方药：桑叶根或臭牡丹根30克，鲜鸡肉、盐适量。

（2）用法：将桑叶根或臭牡丹根洗净，加入适量的鲜鸡肉和食盐，文火炖熟，分次服，喝汤吃肉。

2. 外治

（1）瑶药浴

①方药：海风藤、鸡血藤、络石藤、钩藤、寄生茶、桂枝、桑枝、半枫荷、透骨消、见风青、九节茶各适量。

②用法：同气血不足证。

（2）火攻

①选穴：足三里、阴陵泉、阳陵泉、阿是。

②用法：同气血不足证。

（3）火灼（灯芯草灸）

①选穴：阿是。

②用法：同原发性痛经治疗操作方法。

（三）风寒侵袭证

1. 内服

（1）方药：上山虎、下山虎、毛老虎、扁担藤、麻骨风、黄钻、铜钻、钻骨、空桐树、血风各 10 克，猪骨头 250 克。热者加百解、白背桐各适量，寒者加杜仲适量。[①]

（2）用法：炖汤，分次服，每日 1 剂。

2. 外治

（1）瑶药浴

①方药：海风藤、鸡血藤、络石藤、钩藤、寄生茶、桂枝、桑枝、半枫荷、透骨消、见风青、九节茶各适量。

②用法：同气血不足证。

（2）瓦针

①选穴：膝关、足三里、尺泽、阴陵泉、曲池。

②用法：用瓦针浅刺所选穴位。瓦针针刺后用酒精消毒局部皮肤，并擦干，保持清洁。

（3）火攻

①选穴：足三里、阴陵泉、阳陵泉、阿是。

②用法：同气血不足证。

（4）火灼（灯芯草灸）

①选穴：阿是。

②用法：同原发性痛经治疗操作方法。

六、注意事项：

1. 向患者做耐心解释，说明瑶医瓦针、火攻、火灼疗法的治疗目的，以消除患者的紧张心理，使其放松心情，配合治疗。

2. 严格执行无菌操作，预防感染。

3. 取舒适体位，便于治疗。

4. 选穴要准确，正确运用火候和施治手法，掌握好瓦针进针和火灼的角度、时间与深度，以防局部损伤或烫伤。

---

①覃迅云，李彤. 中国瑶医学 [M]. 南宁：广西民族出版社，2001.

5. 在治疗过程中，注意观察患者面色、神情，询问有无不适反应，了解患者心理、生理感受，发现病情变化，要立即处理。

6. 瓦针针刺后予以酒精消毒，以免感染。

7. 交代注意事项：术后避免局部立即沾水、洗澡、吹冷风或剧烈运动（一般 6 小时后方可运动），保持局部清洁。

七、护理：

（一）一般护理

1. 诊室及居室环境

（1）诊室及居室环境清洁、舒适、安静，保持室内空气新鲜。

（2）根据病情、气候，保持室内适宜的温湿度。平时注意关节部位的防寒保暖，尽量避免使用空调、风扇，夏季可在自然环境下纳凉。治疗时，冬季关门窗，避寒冷与风吹，以防患者受凉，加重病情。

2. 生活起居护理

加强产褥期的调护。

（1）注意保暖，关好门窗，依据气候变化增减衣服，戴好帽子（或包头巾），勿吹冷风，防受风寒。

（2）勿用冷水刷牙、洗澡、洗头，手足勿接触冷水、冰冷物体，可用温开水或生姜煮水擦洗。

（3）起居有度，注意调摄情绪。言语勿多，切忌看书视物过于疲劳，勿搬重物或下蹲，产后 30 天内以室内活动为宜，注意休息，保证睡眠时间。

（4）产后 6 周内严禁房事，6 周后需采取避孕措施，不哺乳者可采用药物避孕方法，哺乳者应选择工具避孕。

（二）病情观察

1. 注意观察患者是否有恶寒头痛、全身酸胀、关节不利、腰膝无力、头晕、怕风、眼眶疼痛、眼睛干涩多泪、手足麻木、关节肌肉有冷风入侵（钻风）感等症状。

2. 治疗期间，注意观察患者面色、神志、皮肤、心悸、脉搏等。如患者出现皮肤黏膜苍白、心悸、头晕、头痛、耳鸣、眼花、注意力不集中、食欲减退等现象，立即报告医生，并协助救治。

（三）用药护理

1. 瑶药汤宜温服或热服。

2. 掌握服药时间，药物于饭后服用。

3. 外洗药液温度不宜过热或过冷。

（四）饮食护理

1. 注意调整饮食习惯。饮食以清淡、富有营养易于消化的食物为宜。

2. 注意饮食调理配伍，可根据自身情况进行饮食调理。气血不足证、肾津亏虚证适当多食补益气血、补肾活血的食物，选择补益药材与猪肉、猪骨、鸡肉等营养丰富的动物肉类搭配食用。如红枣、桂圆、土黄芪、当归藤、血风、生姜炖鸡肉或猪肉服，或血风（根或全株）15 克、猪脚适量炖服，或甜酒煮鸡蛋服，或黄花倒水莲煲猪脚、鸡肉服，或保暖风煲鸡肉、三七煲鸡汤、鸡血藤煲鸡肉服，或红枣、生姜炖猪肉服。风寒侵袭者用驱寒食物，多饮水，可用九节茶50—100 克或金鸡汤煎水代茶饮，口干就喝，或用红糖、生姜适量煮沸后服用，或葱白、生姜、紫苏叶、红糖适量煎水取汁饮服。

3. 注意饮食禁忌。忌生冷水果、蔬菜、寒性的食品，忌油腻、辛辣、酸、苦之食，勿暴饮暴食。坐月子 15 天内不喝油茶，33 天内勿食黑脚鸡、老鹰、牛肉、乌龟、鳝鱼、蛇、山蛙、狗肉、生鸭血等。

（五）关节冷痛、手足麻木的护理

遵医嘱给予瑶药浴。日常予以热毛巾敷患处。

（六）情志护理

加强心理疏导，多安慰患者，尤其是久病、疼痛厉害的患者，耐心解释该病的相关防护知识，使其了解自身病情，保持心情愉快，积极配合治疗。

八、预防与健康指导：

1. 保持情绪稳定、心情舒畅、生活规律。注意休息并保证睡眠充足，积极锻炼身体，提高身体素质和抗病能力。避免劳累，劳作出汗后及时擦干汗液、更衣，切勿当风贪凉，吹空调。产褥期不可久居湿地，勿触冷水，注意保暖，忌房事，避免受风寒侵袭。

2. 注意饮食宜忌。加强营养，多食容易消化且富含蛋白质、维生素及钙、磷的食物，如动物的肝和肾、虾皮、蛋类、乳类、豆类及温性或中性的新鲜蔬菜和水果等。不可偏食，忌吃生、冷、硬、酸、辛辣刺激性的食物，忌油腻、苦之食，勿暴饮暴食。

九、来源备注：

（一）提供者

①周艳妹，瑶族，农民，龙胜各族自治县泗水乡潘内村。

②潘应妹，瑶族，农民，龙胜各族自治县和平乡大寨村。

③余美凤，瑶族，农民，龙胜各族自治县和平乡大寨村。

④石周云，瑶族，农民，龙胜各族自治县泗水乡里才村。

⑤潘宝香，瑶族，农民，龙胜各族自治县和平乡小寨村。

（二）收集者

①李永君，侗族，医生，龙胜各族自治县中医院。

②彭锦绣、张秀华、农秀明、陆璇霖、王粤湘、张衍，广西中医药大学第一附属医院。

第八节　产后贫血的护理

（瑶文：Deih betv hlamv　yungz don ceix nqaang bengh njamv nyei fuh leiz

国际音标：Tei^{31} pet^{54} ɬam^{54}　juŋ^{231} ton^{33} tshei^{24} ga:ŋ^{33} peŋ^{31} dɬam^{54} ȵei^{33} fu^{31} lei^{231}）

一、病名：

（一）瑶医病名：劳兜（瑶文：yungz don ceix nqaang bengh njamv，国际音标：juŋ^{231} ton^{33} tshei^{24} ga:ŋ^{33} peŋ^{31} dɬam^{54}）。

（二）中医病名：产后贫血（postpartum anemia）。

（三）中医分型：气血亏虚证。

二、沿用时间：200 多年

三、简要概述：

产后贫血是由产妇在分娩过程中失血过多造成的，严重影响产妇的身体恢复及婴儿的营养健康。[1]临床以产后持续阴道出血（少量、中量或大量），或于分娩后数日突然大量出血，伴头晕乏力、面色苍白为主要表现的一种疾病。产后贫血一般在产后有阴虚血热、气虚血脱、气虚、血瘀症候等表现。贫血属"虚劳"范畴，血虚、气虚或气血两虚为主要病机。[2]

四、常见症候（主要症状、体征）：

育龄妇女产后出现不同程度的贫血，患者会出现疲乏困倦、皮肤黏膜苍白、心悸、头晕、头痛、耳鸣、眼花、注意力不集中、食欲减退、面色无华或萎黄、指甲色淡、手足发麻、舌淡、脉细弱等。

五、治疗：

1. 方药：

（1）保暖风、大肠风、鸡肠风各 10 克，当归藤 15 克，九层风、五爪风、黄花参各 20 克，鲜鸡肉适量，食盐适量。[3]

（2）五加皮、牛大力、大小白背、红姜、十全大补、土党参、大白背风、大手药各 10 克，罗汉果 6 克，瘦猪肉适量。[4]

（3）三七粉 15—20 克，童子鸡 1 只，黄酒适量。

2. 用法：

（1）将保暖风、大肠风、鸡肠风、当归藤、九层风、五爪风、黄花参洗净，鲜鸡肉适量，加入适量的水、食盐，文火炖熟，喝汤吃肉。

（2）将五加皮、牛大力、大小白背、红姜、十全大补、土党参、大白背风、大手药、罗汉果洗净，配瘦猪肉适量，水煎服，每日 1 剂。

（3）将童子鸡宰后剖腹去内脏，把三七粉撒入鸡腹内，加清水适量、黄酒少许，文火炖烂，食肉喝汤，分 3 次食完，每日 1 剂。

六、注意事项：

1. 室内保持清洁、安静，不能吹风，关好门窗。

---

① 顾建军. 复方阿胶浆治疗贫血37例［J］. 世界中医药，2012，07（16）.
② 徐瑞荣，刘洪利，胡钦勇，等. 复方阿胶浆治疗贫血的安全性观察［J］. 中国实验方剂学杂志，2012，11（19）.
③ 戴斌. 中国现代瑶药［M］. 南宁：广西科学技术出版社，2009.
④ 覃讯云，李彤. 中国瑶医学［M］. 南宁：广西民族出版社，2001.

2. 加强饮食营养，以高蛋白、高维生素、高铁、易消化吸收的食物为宜，不偏食，忌辛辣冷酸饮食。

3. 不能用冷水刷牙、洗澡、洗头、洗衣服，不接触冷水和冰冷物体。

4. 保持愉悦心情，注意休息，保证睡眠时间，避免房事。

七、护理：

（一）一般护理

1. 诊室及居室环境

（1）诊室及居室环境清洁、舒适、安静，保持室内空气新鲜。

（2）根据病情、气候，保持室内适宜的温湿度。平时注意防寒保暖，尽量避免使用空调、风扇，夏季可在自然环境下纳凉。治疗时，冬季关门窗，避寒冷与风吹，以防患者受凉，加重病情。

2. 生活起居护理

重视产褥期的调护。

（1）生活中要注意劳逸结合，起居有常，适当运动。月子中保证充足的睡眠时间，促进血液循环和营养的消化吸收。

（2）注意个人卫生，保持皮肤清洁、舒适，保证睡眠时间，恢复体力。

（3）保持乐观、愉快的心情，提高食欲，增强身体抗病能力。

（二）病情观察

注意观察患者阴道出血量、色、质，是否出现疲乏困倦、皮肤黏膜苍白、心悸、头晕、头痛、耳鸣、眼花、注意力不集中、食欲减退等症状，以及症状是否加重。

（三）服药护理

瑶药汤宜温服或热服。用药过程中注意督促产妇合理休息和活动，注意观察贫血症状有无改善，如无效果要报告医生，及时调整用药和改变饮食疗法。

（四）饮食护理

1. 注意调整饮食习惯。饮食以清淡，富含营养、维生素C和铁等易消化的食物为宜，勿过咸和长期偏食、素食等。督促病人保持蛋白质、维生素、铁等的摄入，食欲差、胃纳少者可少量多餐进食。注意烹饪方法，如烹调时，宜用铁锅，糯米要炒后煮水吃。

2. 注意饮食调理配伍。产后食物以清淡滋补为宜。选择滋补药与富有营养、富含铁的食物搭配食用，如动物的肝、肾，肉（猪蹄、老母鸡、乌骨鸡、鸽子等），鱼（鲫鱼），禽蛋类，奶类，硬果，干果（葡萄干、杏干、干枣等），香菇，蘑菇，海带，豆制品，蔬菜（西红柿、油菜、小白菜等），花生，大枣，桂圆，党参，黄芪，当归，山药等。食用方法可多样，如：党参、黄芪、桂圆、淮山、大枣、当归、玉竹炖鸡；鲜桑叶根炖鸡肉、猪脚或炖鱼，吃肉喝汤；鲜九节茶50—100克，加适量的水煎煮当茶饮，口干就喝；甜酒适量，烧开后加入 1—2个鸡蛋共煮，喝汤吃蛋；红糖、生姜适量，煮沸后加入 1—2 个鸡蛋共煮，喝汤吃蛋；黄花倒水莲煲猪脚服；保暖风煲鸡肉服；红枣、红小豆、红衣花生仁、枸杞和红糖炖服；煮红枣、黑豆粥服用；煮糯米、红枣饭服用（糯米 500 克，红枣10 枚，猪油、盐适量，先把铁锅放在火上，烧热后放约 5 克的猪油、500 克生糯米入锅内炒，炒至糯米全发黄、熟透，再放入适量的冷水、适量的盐和 10 枚红枣，煮至水恰好干即可）；或当归、生姜炖羊肉，花生、大枣炖猪蹄，三七粉蒸蛋。

3. 注意饮食禁忌。产后少喝酸甜饮料，少进食生冷蔬菜水果，避免食用影响和降低铁吸收的食物，忌烟酒、浓茶和辛辣、煎炸、油腻的食物。

（五）情志护理

1. 多安慰患者，让患者平时多参加娱乐活动，淡化或消除不良情志，使其保持心情愉快、舒畅，增进食欲，以促进身体康复。

2. 遇患者心烦不安，可用情绪转移法调节情绪，使其保持情志舒畅，促进睡眠，以使体能尽快恢复。

3. 叮嘱产妇及家属相互鼓励、交流，表达自己的心情，使精神放松，解除心理压力。可选择轻柔明快、美妙动听的音乐，帮助患者宁心安神，愉悦心情，提高抗病能力。

八、预防与健康指导：

1. 预防产后贫血应从产前开始，注意贫血的筛查，积极预防贫血。如孕前每个月来例假的前几天或劳累时，炒糯米煮水吃，孕期按时产检，遵医嘱服用防治贫血药，如叶酸等，及时预防贫血。

2. 生产时尽量到条件较好的接生站或医疗机构，最大限度地降低产后失血，减少产后感染，以有效地预防产后贫血发生。

3. 产后注意休息，保持心情舒畅，保证充足的睡眠时间，促进身体尽快恢复元气。

4. 对孕产妇及其家属加强有关产褥期饮食、保健知识的教育，使之树立正确的饮食观。产后注意摄入富含铁和维生素 C 的食物，预防贫血发生。

5. 产后应加强个人生活与卫生管理，做好生育工作，避免多次引产、人流手术引发贫血或并发其他疾病加重贫血。

九、来源备注：

（一）提供者

①粟长妹、潘桂芳，瑶族，农民，龙胜各族自治县和平乡黄洛村。

②潘六凤、潘姬芬，瑶族，农民，龙胜各族自治县和平乡黄洛村。

③潘继萍，瑶族，农民，龙胜各族自治县和平乡小寨村。

（二）收集者

①夏蔚林、黄芳明，龙胜各族自治县中医院。

②张秀华、彭锦绣、农秀明、陆璇霖、莫迺金、王粤湘、张衍，广西中医药大学第一附属医院。

第九节　产后大便难的护理

（**瑶文**：Deih juov hlamv　yungz don ceix nqaang domh mbuoz nanh nyei fuh leiz

国际音标：Tei^{31} tɕuo^{54} ɬam^{54}　juŋ^{231} ton^{33} tshei^{24} ga：ŋ^{33} tom^{31} buo^{231} nan^{31} ȵei^{33} fu^{31} lei^{231}）

一、病名：

（一）瑶医病名：乌嗯扯事（瑶文：yungz don ceix nqaang domh mbuoz nanh，国际音标：juŋ^{231} ton^{33} tshei^{24} ga：ŋ^{33} tom^{31} buo^{231} nan^{31}）。

（二）中医病名：产后便秘（postnatal constipation）、产后大便难。

（三）中医分型：气虚津亏证、阴虚内热证、脾虚气弱证。

二、沿用时间：200 多年

三、简要概述：

产后粪滓闭塞，秘结难出，称为产后便秘，也称为产后大便难。[①] 这是由于分娩时失血伤津，肠道失于濡润，出现大便艰涩，数日不解，或排便时干燥疼痛，难以排出。关于其病因、病机，古代医家进行了阐述。《金匮要略》记载："亡津液，胃燥，故大便难。"《诸病源候论》中说"肠胃本挟于热，因产又水血俱下，津液竭燥，肠胃痞涩，热结肠胃……"，血虚肠燥兼内热为其主要病因。《万氏妇人科》指出本病是"产后气虚而不运，故糟粕壅滞而不行，血虚而不润，故沟渎干涩而不流，大便不通乃虚秘也"。产后便秘属产后"三病"之一，是一种常见的产后病，常分为血虚津亏证、阴虚内热证、脾虚气弱证三个类型。[②]

（一）血虚津亏证

孕妇由于久坐少动，津液不足，气血两虚，气机郁滞，致大肠传导失职，糟粕内停，而成秘结，血虚津亏则大肠滋润失养，便行艰涩为虚秘。

（二）阴虚内热证

气阴不足，燥热内结，腑气不畅所致，排便间隔时间延长，大便干结难解。

（三）脾虚气弱证

孕妇体虚，忧愁思虑，久坐少动，气机郁滞，致大肠糟粕内停，传导失职，大便艰涩，排出困难。

四、常见症候（主要症状、体征）：

（一）血虚津亏证

产后大便干燥，数日不解，或解时艰涩难下，但腹无胀痛，饮食如常。面色萎黄，皮肤不润，舌淡，苔薄，脉虚涩。

（二）阴虚内热证

产后大便燥结，数日不解或排便次数减少，排除困难，不顺畅，质干，量少（约60克/日），伴口干咽燥，手心灼热，胸满腹胀。舌红少津，苔薄黄，脉细数。

（三）脾虚气弱证

产后虽有便意，便意频作，但解不完全，临厕努责乏力，气短汗出，倦怠无力，便排出并不干硬。或排便次数减少，经常两三日甚至更久才排便一次，大便干燥硬结，排便量不足50克/日。或排便次数不减，但大便干燥坚硬，排除困

---

① 张鉴修. 中医治疗妇女病［M］. 武汉：湖北科学技术出版社，1984.
② 国家中医药管理局. 中医病症诊断疗效标准［M］. 南京：南京大学出版社，1994.

难。头晕目眩，下腹冷痛，四肢不温，小便清长，面色白，舌质淡，苔薄，脉大而虚。

五、治疗：

（一）血虚津亏证

1. 内服：药粥治疗

（1）食材：

①何首乌30克，粳米50克，红枣2个。

②黑芝麻30克，粳米100克。

（2）用法：

①何首乌粥。将何首乌研成粉，然后取粳米加500毫升水放入砂锅中，先煎成粥，然后放何首乌粉搅匀，文火煮至汤稠黏，停火。早晚各服1次。

②将黑芝麻淘洗干净晒干后，炒热研碎，然后同粳米一起煮成粥。早晚各服1次。适用于身体虚弱、头晕耳鸣的孕妇。

2. 外治：手法点揉穴位

（1）选穴：气海、足三里、脾俞、胃俞或内关、支沟、天枢、三阴交。

（2）方法：以一拇指指腹放在另一拇指上，按住所选穴位，轻轻揉动，以酸胀为宜。

（二）阴虚内热证

1. 内服：药粥治疗

（1）食材：

①无花果30克，粳米100克。

②胡核仁4个，粳米100克。

（2）用法：

①将粳米加水煮沸，然后放入无花果煮粥，服时加适量蜂蜜或砂糖。每日服1次。

②将胡核仁捣烂同粳米一起煮成粥。早晚各服1次。适用于体虚肠燥型孕妇。

2. 外治：手法点揉穴位

（1）选穴：合谷。

（2）方法：以一拇指指骨关节横纹放在另一拇指、食指之间的指蹼缘上，拇指尖下便是合谷穴，以一侧拇指指腹按住合谷穴，轻轻揉动，以酸胀为宜。每侧

1 分钟，共 2 分钟。

（三）脾虚气弱证

1. 内服

（1）方药：土党参 9 克，土当归 9 克，土黄芪 10 克，黑芝麻 15 克，生姜 9 克。

（2）用法：水煎服，每日 1 剂，分 2 次服。

2. 外治：手法点揉穴位

（1）选穴：关元、天枢、足三里、归来、内关。

（2）方法：指压所选穴位，每穴 2—4 分钟，然后以一手按压下腹部（乙状结肠部位），由近心端到远心端做环形按摩至肛门发胀为止。

六、注意事项：

（一）血虚津亏证

养成定时排便的习惯，产后少食莲藕、蚕虫、荷包蛋、糯米粽子、糯米汤圆。

（二）阴虚内热证

产后 1 个月内不宜吃蒜、辣椒、胡椒、茴香、韭菜等刺激性的食物，多喝水，多饮汤。

（三）脾虚气弱证

饮食上多吃些健脾益气、养血通便的食物，在煲汤的时候，可以在汤里加点党参、白术、黄芪、红枣、当归等滋补的中草药一起熬煮。另外可以吃一些健脾、开胃、促消化的食物，如山药、山楂、芝麻、粳米等。产后少食辣椒、芥末、大葱、韭菜等刺激肠道的辛辣食物和不易消化的食物如莲藕、蚕豆、荷包蛋、糯米粽子、糯米汤圆，不宜进食菠萝、柿子、桂圆、橘子等水果。忌烟酒、浓茶等。活动不宜过大过久，勿过多提或端重物。

七、护理：

（一）一般护理

1. 诊室及居室环境

（1）诊室及居室环境清洁、舒适、安静，保持室内空气新鲜。

（2）根据病症性质，居室保持适宜的温湿度。脾虚气弱、血虚津亏证，室温可稍高；阴虚内热证，室内温度不宜过高，以免出汗。注意保暖防寒。治疗时，冬季关门窗，无空调要设火炉，避寒冷与风吹，以防患者治疗时受凉。

2. 生活起居护理

（1）鼓励并指导产妇尽早下床运动，增强排便功能。一般产后 6—12 小时起床稍活动。第 2 日室内活动，进行适当的腹肌、肛门肌训练（如吸气提肛运动），每次 3 秒钟，每天 3—5 次。4—6 周为 1 个疗程。

（2）生活规律，劳逸结合，保证睡眠时间，保持乐观情绪，养成定时排便的习惯。

（二）病情观察

观察腹痛、肠鸣音亢进情况；有无脐中、下腹部隐痛，食欲减退，排便困难情况；大便性质、次数、量，便后有无出血。

（三）给药护理

中药汤剂和药粥宜在清晨、睡前温服。

（四）饮食护理

1. 注意调整饮食习惯。规律饮食，饮食应富于营养、易消化，品种多样化。适当摄入维生素和纤维素多、利于通便的食物，如薏米、小米、玉米、红薯、大麦粉、蜂蜜、黑芝麻、芹菜、菠菜、香蕉、苹果等中性的食物，做到荤素、水果搭配食用，食量适宜，避免营养过剩。注意补充水分，多饮汤。可补充少量动物油。

2. 注意饮食调理配伍。一般按照自身情况选用一些有利于通便的食物。脾虚气弱、便秘的病人选用暖脾、补气血，润肠通便的食物为宜，可选用核桃仁、松子仁、花生、芝麻、人参、黄芪、核桃、红枣、蜂蜜、陈皮等食材搭配食用，如：用黄芪、山药、扁豆、粳米煮粥同食；或黄芪 9 克、火麻仁 9 克、白蜜 1 匙、陈皮 5 克，煎汤饮服；或用人参、黄芪、核桃、红枣等煮鸡，喝汤食肉，烹饪时加少许生姜达到驱寒目的；或芝麻、松子仁、胡桃仁、桃仁、甜杏仁、粳米煮粥；或紫苏子、麻子仁、粳米煮粥服用。[1] 血虚津亏便秘的病人以补血、润肠、通便的食物为佳，可选用当归、何首乌、桃仁、火麻仁、蜂蜜、黑芝麻、菠菜、猪血等食材搭配食用，如：250 克猪血切成 4 块，150 克鲜菠菜切碎，放入猪肉和少许调料制成汤食用，每日或隔日 1 次；或煮何首乌大枣汤喝；或 100 克蜂蜜、60 克黑芝麻粉调匀蒸熟，每日分 2 次服；或柏子仁、粳米煮粥调蜂蜜服用。[2] 阴虚内热便秘的病人多食滋阴、清热、养血润燥通便的食物，可选用小麦、

①赖也. 便秘食疗方种种 [J]. 食疗研究, 1997, (3).
②饶术成. 产后调养话药粥 [J]. 东方药膳, 2008, (8).

大枣、无花果、桃仁、火麻仁、蜂蜜、黑芝麻等食材搭配食用，如小麦、大枣煮粥；或鸭肉枸杞汤；或30克无花果加入100克粳米一同煮粥喝（先将粳米加水煮沸，然后放入无花果熬成粥），服用时可加适量蜂蜜或糖。

3. 注意饮食宜忌。禁烟酒、浓茶、茴香、辣椒、蒜等辛热、刺激性的食物，以及产气多、不易消化的食物，如糯米、菠萝、柿子、莲藕、甜食、豆制品等。

（五）便秘的护理

1. 观察排便的频次及性质，指导患者大便秘结难解时勿用力努挣，定时用双手拇指以适当力度按摩迎香穴5—10分钟，然后边按边将手指移向四周，扩大按摩面积，促进肠蠕动。

2. 加强产后会阴部的护理。有会阴水肿或裂伤者，每日检查伤口有无分泌物，并定时擦洗和换药，保持伤口清洁、干燥，减少疼痛，解除产妇对排便疼痛的恐惧，以增强产妇排便的信心。

3. 遵医嘱采用中药内服，如15克食盐加温开水200毫升，于清晨空腹一次服完，或清晨空腹时服蜂蜜一大匙，后饮温开水一大杯。如产后第3天未排便，第4天应用缓泻剂通便或人工通便，如用肥皂栓塞肛，以使大便排出。

4. 腹部按摩。排便时从盲肠经横结肠向降结肠按摩，以利于顺利排便。方法是：排便前先排空小便，然后仰卧在床上，用右手掌根部紧贴腹壁，左手叠在右手背上，双手用力，以脐部为中心顺时针方向环形按摩，顺序是右下腹—右上腹—左上腹—左下腹。手法由轻到重，速度为每2秒钟按摩一圈，一般按摩100次或至有便意即可。

（六）情志护理

1. 及时安抚鼓励产妇，做好解释工作，说明排便的重要性，帮助产妇消除紧张、恐惧、急躁等不良情绪影响，保持乐观情绪，利于排便。

2. 多安慰产妇，让产妇平时多参加娱乐活动，静心息怒。遇心烦不安者，可用情绪转移法调节情绪，淡化或消除不良情志，使其保持心情愉快、舒畅，气血调和，以促进身体康复。

3. 鼓励产妇及家属相互鼓励、交流，表达自己的心情，使精神放松，解除心理压力，愉悦心情，提高抗病能力，以增强排便的信心和能力。

八、预防与健康指导：

1. 保持环境整洁、干净、舒适，注意保暖，多用热水泡脚，保证睡眠时间。

2. 坚持产前正规检查，产前尽量预防贫血、出血倾向。

3. 养成定时排便习惯，积极适应环境，没有便意，亦须如厕，排便时不要做其他事，如看手机，阅读书、报纸。

4. 每天适量运动，避免久坐久卧，产后 2 日即可下床活动，做提肛运动。饭后可用双手掌心叠放于下腹部，进行腹部顺时针环形按摩 10—15 分钟促进排便。

5. 选择正确食谱，节制饮食。饮食宜清淡而富有营养，以高蛋白、高纤维素、易于消化的食物为主，多食富含膳食纤维的蔬菜及温热水果等，以补气血、健脾胃、促消化，缓解虚证。[①] 产后当天进食清淡的流质食物，以调节脾胃功能，增加营养，补充水分，利于胃肠蠕动，促进大便软化。平时养成少食多餐的习惯，适当增加高脂肪食物可起到润肠、刺激肠蠕动的作用，如花生、芝麻、核桃、芝麻油等。排便不畅时可吃些润肠通便的食品，如芝麻糊，或 50—100 克蜂蜜，每日早晨空腹用开水冲服。忌食辛辣、烟酒等动火、刺激、难消化之品和寒性水果，避免脾胃酿湿。切忌苦寒通下，如大黄、芒硝等，以免引起腹泻或大便愈加难通，伤及中焦元气。

6. 加强情志护理，叮嘱产妇与家属相互鼓励、交流，表达自己的心情，使精神放松，保持心情愉快，顺利度过产褥期，解除因心理压力造成的便秘。

九、来源备注：

（一）提供者
①邓合秀、赵元强，瑶族，村医，恭城瑶族自治县西岭镇新合村。
②李玲郁，瑶族，村医，恭城瑶族自治县三江乡三江村。
③严爱玲，瑶族，村医，恭城瑶族自治县莲花镇东寨村。
④韦润萍，瑶族，医生，恭城瑶族自治县恭城镇太平街一巷 26 号。

（二）收集者
①李萍，恭城瑶族自治县恭城镇太平街一巷 26 号。
②彭锦绣、张秀华、农秀明、陆璇霖、莫洒金、王粤湘、张衍，广西中医药大学第一附属医院。

---

①耿月玲，李素萍.产后便秘的预防及护理［J］.山东医药，2007，47（27）.

第十节　产后腰痛的护理

（**瑶文**：Deih ziepc hlamv　yungz don ceix nqaang gaiv mun nyei fuh leiz

国际音标：Tei³¹ tsiep¹³ ɬam⁵⁴　juŋ²³¹ ton³³ tshei²⁴ ga:ŋ³³ kai⁵⁴ mun³³ ɲei³³ fu³¹ lei²³¹）

一、病名：

（一）瑶医病名：云端嘎闷（瑶文：yungz don ceix nqaang gaiv mun，国际音标：juŋ²³¹ ton³³ tshei²⁴ ga:ŋ³³ kai⁵⁴ mun³³）。

（二）中医病名：产后腰痛（postpartum lumbago）。[①]

（三）中医分型：寒湿型、湿热型、肾虚型、瘀血型。

二、沿用时间：150 多年

三、简要概述：

产后腰痛是指胸部第十二肋骨以下，与髂骨以上的部位疼痛。[②] 这是因产时感受冷风，瘀血壅阻经脉造成的。产后腰痛，牵连两腿皆痛。女人之肾，胞脉所系，产后下血过多则胞脉虚，脉虚则肾气虚，肾主腰，故令腰疼或贼血流入肾经，带脉阻塞。有腰痛者，其症胀痛如刺，时作时止，手不可近。或有因产时挫伤肾气及带脉者，失于濡养而引起腰脊或脊旁部位疼痛为主要临床表现。[③]基本病机为筋脉痹阻，腰府失养。病性有虚有实：虚者多属内伤，责之于禀赋不足，肾亏腰府失养；实者多为外感风、寒、湿、热诸邪，痹阻经脉，或劳力扭伤，气虚血瘀，经脉不通而致腰痛。常见于西医的强直性脊柱炎、腰肌劳损等疾病。[④]

（一）**寒湿型**

寒湿痹阻，滞碍气血，经脉不利。

---

①北京市中医学校. 妇科心法要诀白话解 ［M］. 北京：人民卫生出版社，1963.

②张鉴修. 中医治疗妇女病 ［M］. 武汉：湖北科学技术出版社，1984.

③万全. 万氏妇人科 ［M］. 武汉：湖北人民出版社，1983.

④中华中医药学会. 中医内科常见病诊疗指南·中医病证部分 ［M］. 北京：中国中医药出版社，2008.

（二）湿热型

湿热壅遏，经络不畅，经脉失舒。

（三）肾虚型（含肾阴、肾阳虚证）

肾阴不足，不能濡养腰肾；肾阳不足，不能温煦筋脉。

（四）瘀血型

瘀血阻滞，经脉痹阻，不通则痛。

四、常见症候（主要症状、体征）：

（一）寒湿型

腰部冷痛重着，转侧不利，逐渐加重，静卧病痛不减，寒冷和阴雨天加重。舌质淡，苔白腻，脉沉而迟缓。

（二）湿热型

腰部疼痛、重着而有热感，暑湿、炎热或阴雨天气疼痛加重，活动后或可减轻，身体困重，尿赤，舌苔黄腻，脉濡数或弦数。

（三）肾虚型

腰部隐隐作痛，酸软无力，绵绵不愈。偏阳虚者腰部酸痛喜按喜揉，足膝无力，遇劳更甚，卧则减轻，常反复发作，面色㿠白，少气懒言，少腹拘急，手足不温，肢冷畏寒，舌质淡，脉沉细无力。偏阴虚者心烦失眠，咽干口渴，面色潮红，手足心热，舌红少苔，脉弦细数。

（四）瘀血型

腰痛如刺，痛有定处，痛处拒按，轻则仰俯不便，重则因痛不能转侧，拒按。舌质紫黯或有瘀斑，脉涩。

五、治疗：

（一）寒湿型

1. 内服

（1）方药：小红钻 20 克，地钻 30 克，龙骨风 15 克，红九牛 15 克，铜钻 20 克，白面风 20 克，假死风 20 克，五爪风 30 克。[1]

（2）用法：水煎服，每日 1 次。

---

[1]戴斌. 中国现代瑶药 [M]. 南宁：广西科学技术出版社，2009.

2. 外治

（1）瑶药浴疗法

①方药：

海风藤、鸡血藤、络石藤、钩藤、桂枝、桑枝、半枫荷、透骨消等各适量。

②用法：

a. 把草药分别捆成小扎，放入大口锅中煎煮30分钟左右。

b. 药液煎好后，趁热倒入事先准备好的沐浴盆中，然后置一小凳子于沐浴盆中央，患者坐于凳子上。

c. 沐浴盆外面用一张竹席子将浴盆竖直围成一圆筒形，顶上用一簸箕或另一张竹席盖上，使药水蒸气不致散发。注意患者头颈部露出，便于观察。

d. 待沐浴盆内药液温度逐渐降至可以擦洗时，即用毛巾浸入药液中，将浸有药液的毛巾反复擦洗全身，注意擦洗疼痛部位，直至全身皮肤潮红、发热、出汗为止。每日1次，10次为1个疗程。

（2）药酒外擦疗法

①穴位：腰、背部夹脊，腰阳关或痛点部位。

②用法：将走马胎药酒（走马胎适量，用50度左右的米酒浸泡1个月而成）倒于棉花或纱布上，直接外搽所选部位，边搽边用拇指顺势按压穴位或痛点部位。每日1—2次，7—10次为1个疗程。

（3）竹药罐拔罐疗法

①穴位：腰、背部夹脊或痛点部位。

②方法：选用竹罐，用药水煮热，将罐取出，用毛巾吸干罐口热水后扣压在所选部位，每次拔6—18罐，留罐25—30分钟。每日1次，7—10次为1个疗程。

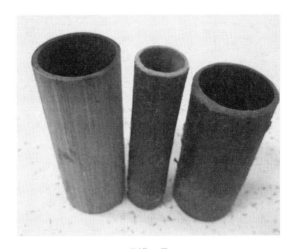

药罐工具

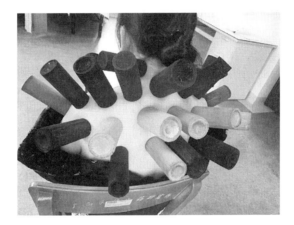

背部拔罐

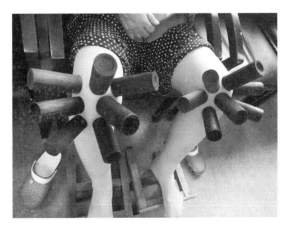

膝关节拔罐

（4）药灸疗法

①穴位：腰部夹脊、阿是。

②方法：患者取舒适体位，医者位于其右侧，取酒精灯点燃，用右手掌握15—20厘米长的苎麻条（将鲜苎麻切成约15厘米长，与祛风除湿、活血通络、行气止痛药同煎1小时，捞起晾干，如此反复3次制作而成），[①] 把苎麻条一端放在酒精灯上燃烧，明火熄灭后，把燃着暗火的苎麻条一端在患者身上所选部位进行"品"字形灼灸或在所选穴位上进行穴位灸。顺序是，先灸背部后腹部，先灸头身后四肢，依次进行。每个部位（穴位）灼灸3—5次。每日1—2次，7天为1个疗程。

（5）按摩疗法

①穴位：腰部肌肉、阿是。

②方法：患者取俯卧位。医者位于其右侧，嘱患者放松全身肌肉，用右手对其腰部肌肉按摩5分钟，使腰部肌肉进一步放松。在腰部脊柱两侧阿是穴（压痛点）以手指施力点揉、按压，力度以患者能耐受为宜，每穴按压30—50次。点揉、按压后嘱咐患者缓慢下床并做腰部舒展活动。

（二）湿热型

1. 内服

（1）方药：黑九牛10克，红九牛10克，地钻20克，山刁竹10克，紫九牛20克，当归藤10克，老君须5克。[②]

（2）用法：水煎服，每日1次。

2. 外治

（1）瑶药浴疗法

方法：同寒湿型。

（2）药酒外擦疗法

方法：同寒湿型。

（3）竹药罐拔罐疗法

方法：同寒湿型。

---

①董明姣，黄盛新. 瑶医柚子枫丸内服结合药灸疗法治疗膝关节骨性关节炎208例 ［J］. 辽宁中医杂志，2009，36（3）.

②戴斌. 中国现代瑶药 ［M］. 南宁：广西科学技术出版社，2009.

（4）刮痧疗法

①穴位：腰、背部夹脊或痛点部位，委中、阴陵泉。

②方法：患者取俯卧位，医者以稍重力度刮其腰部与委中，至皮肤出现片状红痧为宜。每5日刮1次，5次为1个疗程。

（三）肾虚型（含肾阴、肾阳虚证）

1. 内服

（1）方药：

①红九牛15克，牛膝风15克，五爪风24克，地钻30克，猪脚或猪骨头适量。

②红九牛20克，刺五加30克，紫九牛20克，地钻30克，猪腰或猪龙骨适量。

③小红钻15克，保暖风10克，紫九牛20克，红九牛15克，地钻15克，猪腰木10克，黄花参30克。[①]

（2）用法：水煎服，每日1次。

2. 外治

（1）瑶药浴疗法

方法：同寒湿型。

（2）药酒外擦疗法

方法：同寒湿型。

（3）竹药罐拔罐疗法

方法：同寒湿型。

（4）药灸疗法

方法：同寒湿型。

（5）刮痧疗法

①穴位：腰部、肾俞、命门、委中、阴陵泉、太溪。

②方法：患者取俯卧位，医者以稍重力度刮其腰部与委中，至皮肤潮红为宜。每5日刮1次，5次为1个疗程。

---

①戴斌. 中国现代瑶药［M］. 南宁：广西科学技术出版社，2009.

（四）瘀血型

1. 内服

（1）方药：

麻骨风 25 克，小肠风 15 克，绿九牛 30 克，紫九牛 30 克，假死风 10 克，刺手风 25 克，独活 15 克，来角风 15 克。[①]

（2）用法：水煎，分次服，每日 1 剂。

2. 外治

（1）瑶药浴疗法

方法：同寒湿型。

（2）药酒外擦疗法

方法：同寒湿型。

（3）竹药罐拔罐疗法

方法：同寒湿型。

（4）药灸疗法

方法：同寒湿型。

（5）按摩疗法

方法：同寒湿型。

六、注意事项：

1. 向患者说明治疗的目的和过程，以消除患者的紧张心理，使患者放松心情，配合治疗。

2. 选穴准确，药物涂擦勿用力过猛，以免损伤皮肤，预防感染。

3. 把握好药液和药罐温度，掌握刮痧、药灸的方法，以免烫伤或损伤皮肤。

4. 在治疗过程中，注意观察患者面色、神情和局部皮肤情况，询问有无不适反应，如疼痛难忍、皮肤烫伤等，了解患者心理、生理感受。拔罐时患者如感局部疼痛或过紧者，应提早取下，防止负压过大吸伤皮肤。药浴时温度保持适中，感到药液不热应立即更换，注意保暖。如发现皮肤烫伤、起疱、擦伤，立即做相应处理。

5. 交代注意事项，治疗后避免立即洗澡或剧烈运动，拔罐后 4—6 小时内勿

[①]戴斌. 中国现代瑶药［M］. 南宁：广西科学技术出版社，2009.

洗冷水、淋雨。

七、护理：

（一）一般护理

1. 诊室及居室环境

（1）诊室及居室环境清洁、舒适、安静，保持室内空气新鲜。

（2）根据病症性质，居室保持适宜的温湿度。寒湿证者要注意保暖，防潮防湿，注意随温差适当增减衣被，活动后及时更换湿冷衣服，夏季避免涉水、淋雨，以免加重病情。居住与工作场所要保持干燥，经常开窗通风，保持空气清新。肾虚型者和瘀血型者居住环境温度可稍高，腰部要注意保暖防寒。冬季关门窗，无空调要设火炉，避免寒冷与风吹，以防受凉加重病情。肾虚型者还应节制房事。湿热型者室内保持干燥，要避免高温、潮湿的环境，在夏末秋初湿热较重时，尽量不要在户外做较剧烈的运动，防止湿热入侵身体，加重疼痛。

2. 生活起居护理

（1）疼痛期间注意卧床休息，保持腰部正确的姿势。产后3个月内勿进行剧烈运动、过早跑步，勿弯腰提重物或过于负重，避免再度劳伤。

（2）生活起居有常，劳逸结合，给孩子喂奶时注意选择合适的姿势，使自己感到舒适为宜，时间较长应及时改变姿势或卧床休息，避免过劳。每日坚持散步，注意腰背部保暖，预防风、寒、湿、热诸邪入侵。

（二）病情观察

询问分析引起腰痛的病因，观察腰痛的部位、性质、时间、程度及腰部活动情况，观察局部皮肤有无损伤、药物过敏现象。

（三）给药护理

1. 内服药宜饭后温服，服药期间忌酸辣食物、酒、茶叶、萝卜等。

2. 涂擦的药酒宜温热，勿过凉。

3. 药浴时，掌握好药浴液温度，待温度适宜时方可使用，避免皮肤烫伤。

（四）饮食护理

1. 注意调整饮食习惯。饮食以清淡、易消化、富有营养的食物为宜，增强体质。

2. 注意饮食调理配伍。根据自己的体质情况遵医嘱选用补肾健脾、补血益气、活血、驱寒除湿之品服用。肾虚型患者宜选择羊肉、鸽子肉、鸡肉、猪肉、甲鱼、蛤蚧、蛋、灵芝、锁阳、肉苁蓉、莲子、松子、荠菜、韭菜、桂圆、蜂王浆、地黄、黑芝麻、核桃仁等温补脾肾、滋阴清热、温阳之品搭配食用，如当归、生姜煲羊肉汤，川断、杜仲煲猪尾汤，120克枸杞叶煮猪腰2个，莲子、百合煲瘦肉汤，冰糖炖雪耳，老桑枝煮鸡汤，桑寄生煮鸡蛋（取15克桑寄生、鸡蛋2个，将桑寄生与鸡蛋加水煮，鸡蛋熟后，取出剥壳再放入汤中煮3分钟，吃蛋饮汤）。寒湿型患者宜进食温经散寒、祛风利湿通络之品，选择西红柿、小米、玉米、羊肉、当归、生姜、黄芪、大枣、桂圆等温补脾肾的食物搭配食用，如红枣桂圆汤，黄芪大枣粥。湿热型患者宜进食健脾清热利湿之品，选择山药、莲子、芹菜、苦瓜、丝瓜、玉米等清淡的食品搭配食用，如山药莲子粥，多饮水或饮苦丁茶、菊花茶，保持二便通畅。瘀血型患者宜选择补肾健脾、益气活血祛瘀之食物搭配食用，如鸡血藤、猪骨头炖服，三七炖排骨。多饮水，多食新鲜蔬菜，保持大便通畅。

3. 注意饮食禁忌。忌食生冷、寒性、酸苦、辛辣、油腻之品和茶叶。瘀血型患者忌辛辣、热性的食物，如牛肉、羊肉及辛辣刺激、肥厚油腻之品，也不宜食用寒冷之物。肾虚型患者忌生冷瓜果、辛辣香燥及凉性的食物。寒湿型患者少食寒凉和滋腻的食品，如苦瓜、水果等凉性、生冷的食物。湿热型患者禁辛辣、油腻、高热量饮食和生冷荤腥等刺激之品。

（五）腰部疼痛的护理

遵医嘱应用药罐拔罐疗法、药酒涂擦、瑶药浴、刮痧疗法或按摩疗法，注意留罐、洗浴时间勿过长，刮痧力度勿过大，以免损伤皮肤或引起头晕等不适。

（六）情志护理

多安慰患者，帮助患者解决困难，使其消除紧张、恐惧心理，保持精神愉快，配合治疗。

八、预防与健康指导：

1. 注意休息，避免过分劳累。保持情绪稳定、生活规律、睡眠充足，建立康复的信心。

2. 注意保暖，节制房事，戒酒色，避免寒邪入侵。做好腰部保暖，勿久坐卧潮湿寒凉之地，避免寒冷刺激加重病情，冬季腰部加棉腰围。暑季湿热熏蒸时，尽量避免夜宿室外和长久吹空调、风扇，尤其不能对着腰部直吹。不要贪凉喜冷睡凉席。涉水冒雨或身体出汗后，应及时换衣擦身，服用生姜红糖水，以发散风寒湿邪。

3. 劳逸结合，保持正确的坐、卧、行姿势。勿久坐久站和长时间弯腰、俯身做事，勿坐矮凳，勿穿高跟鞋，勿久卧凉席或太软的席梦思，不可强力负重，必要时佩戴保暖护腰带，避免再度劳伤。

4. 积极治疗全身性疾病，加强体育锻炼，尤其是腰背肌功能锻炼，如倒走、扭腰转胯、俯仰伸腰、左右转腰、桥形拱腰、飞燕式抬腿、旋腰转背等，以增强腰背肌功能。普通患者可自行按摩腰部，寒湿型患者可用药酒涂擦腰部，促进身体康复，减少疾病复发。

九、来源备注：

（一）提供者

①黄玉英，瑶族，瑶医，金秀瑶族自治县金秀镇。

②刘兰，瑶族，家庭妇女，金秀瑶族自治县金秀镇。

（二）收集者

王粤湘、彭锦绣、张秀华、农秀明、陆璇霖、莫逦金、张衍，广西中医药大学第一附属医院。

第十一节　乳痈的护理

（瑶文：Deih ziepc yetc hlamv　nyoh fang nyei fuh leiz

国际音标：Tei^{31} tsiep^{13} jet^{54} ɬam^{54}　ȵo^{31} faŋ^{33} ȵei^{33} fu^{31} lei^{231}）

一、病名：

（一）瑶医病名：弱闷（瑶文：nyoh fang，国际音标：ȵo^{31} faŋ^{33}）。

（二）中医病名：乳痈（mastitis）。

（三）中医分型：气滞热壅、热毒炽盛、正虚毒恋。

二、沿用时间：150 多年

三、简要概述：

乳痈多因乳头破裂，风邪外袭，或乳汁淤积，乳络阻滞，郁久化热而成，以乳房部结块肿胀疼痛，溃后脓出稠厚为特征。乳痈相当于急性乳腺炎。[1]中医把乳痈分为三类：一是外吹乳痈，即在哺乳期因乳汁蓄积而发病，病发于产后哺乳期；二是内吹乳痈，因胎气旺而上冲所致，病发于妊娠中、晚期；三是非哺乳期乳痈，不论男女老少均有可能患此病。三者中以外吹乳痈最为常见。[2] 本节仅讨论外吹乳痈。

急性乳腺炎多发于哺乳期的妇女，以初产妇为多见。由于乳儿吮乳而致吹风，感染邪毒；或乳汁积滞不得外流；或因情绪刺激，暴怒忧郁，以致气滞血瘀，壅结而致；或饮食不节，脾胃运化失调，厚味蕴酿，湿热蕴结而成；或产后血虚，邪毒感染，壅涨乳络所致。

（一）初期（或称郁乳蕴毒期，相当于气滞热壅）

产后排乳不畅，或乳窍不通，乳汁蓄积，肝郁气滞，气血瘀滞而致。可见乳房红、肿、热、痛，乳汁不通畅，皮肤鲜红。

（二）酿脓期（相当于热毒炽盛）

奶毒之成，外因为产后哺乳，乳头破裂，风毒之邪入络；内因为厥阴之气不行，阳明经热熏蒸，引起乳汁郁积，乳络阻塞，气血瘀滞，郁乳不散，郁而化热成脓。

（三）脓溃后敛口期（相当于正虚毒恋）

溃脓后，脓水不断，气血亏虚。

四、常见症候（主要症状、体征）：

（一）初期

乳汁瘀积结块，皮色不变或微红，乳房疼痛，乳房发炎部位红肿变硬，不能触之。伴恶寒发热，头痛，周身酸楚，口干，便秘溲黄，舌苔黄腻，脉数。

（二）酿脓期

壮热，乳房肿痛，皮肤焮红灼热，肿块变软，有应指感。或切开排脓后引流不畅，红、肿、热、痛不消，有"传囊"现象。舌红苔黄腻，脉洪数。

（三）脓溃后敛口期

溃脓后乳房肿痛虽轻，但疮口脓水不断，脓汁清稀，愈合缓慢或形成乳漏。全身乏力，面色少华，或低热不退，纳呆，舌淡苔薄白，脉弱无力。

---

[1]国家中医药管理局. 中医病症诊断疗效标准 [M]. 南京：南京大学出版社，1994.
[2]夏桂成. 中医临床妇科学 [M]. 北京：人民卫生出版社，1994.

五、治疗：

（一）初期

1. 内服

（1）方药：

①干马鞭草 10 克，马齿苋 6 克，蒲公英 12 克，天花粉 3 克，当归 20 克，甘草 6 克，穿山甲 1 片（研末）。[①]

②蒲公英 12 克，地丁、双花、瓜蒌各 20 克，夏枯草 15 克。[②]

（2）用法：水煎，每日 1 剂，分 2 次服。

2. 外治

（1）外洗和梳乳

①方药：赤芍 20 克，夏枯草 30 克，蒲公英 30 克。

②用法：方药水煎后，外洗患处，另备木梳一把，边洗边梳。每次 10 分钟，每日 2—3 次。

（2）外敷

①方药：

a. 鲜格虎咪 50 克，酸咪咪 30 克。

b. 鲜仙人掌、鸡蛋清。

c. 紫花地丁、小百解、生盐适量。

②用法：

a. 鲜格虎咪、酸咪咪打烂外包敷患处。[③]每日 1 次。

b. 鲜仙人掌一块，去皮和细刺，然后将仙人掌与鸡蛋清捣烂，敷在发红的皮肤上，再取一块保鲜膜盖上，3—4 小时或干后取下并更换。适用于局部红肿尚未溃破者。每日 1—2 次。

c. 紫花地丁、小百解、生盐适量捣烂外敷患处。每日 1 次。

（二）酿脓期

1. 内服

（1）方药：鲜叶风秋（野葡萄）30 克，鲜蒲公英 30 克。[④]

---

①覃讯云，李彤. 中国瑶医学［M］. 南宁：广西民族出版社，2001.
②陈灵君. 瑶医善用蒲公英. 中国民族医药杂志［J］. 2002，8（3）.
③莫永安，戎聚全，张朝卿，等. 荔波常用瑶药的民族民间应用［J］. 黔南民族医专学报，2003，16（3）.
④莫永安，戎聚全，张朝卿，等. 荔波常用瑶药的民族民间应用［J］. 黔南民族医专学报，2004，17（3）.

（2）用法：水煎，每日1剂，分次服。

2. 外敷

（1）方药：

①鲜跌当端适量。

②鲜马鞭草30克，鲜马齿苋10克，鲜蒲公英30克，鲜六月雪30克，鲜王不留行叶适量。[1]

（2）用法：药物捣烂外敷皮肤患处，避开疮口。每日1—2次。

（三）脓溃后敛口期

1. 内服

（1）方药：

①土黄芪20克，当归藤15克，土人参15克，土茯苓15克。

②水田七10克，槟榔钻20克，金边罗伞20克，不出林30克，走马胎15克，马蹄蕨30克，紫九牛30克，定心草6克，大散骨风20克，小百解30克。[2]

（2）用法：水煎服，每日1剂，不拘时候。

2. 外洗

（1）方药：鲜蒲公英30克。

（2）用法：水煎外洗，每日2次。

3. 外敷

（1）方药：干蒲公英适量。

（2）用法：干蒲公英烧成炭并研末，麻油调匀外敷患处，避开疮口。每日1—2次。

六、注意事项：

1. 木梳要洗干净，梳乳时不要用力太大，选用木梳背在乳痈处反复来回按摩。每次10分钟，每日2次。勿用木梳齿梳乳，以免刮伤皮肤。

2. 梳乳时应沿着乳腺管分布的方向梳，不可逆转。

3. 在使用梳乳疗法的同时，配合药物外洗、药物外敷等疗法，以求取效更速。

4. 治疗过程中注意保持乳汁通畅，病乳不宜哺儿，乳汁应挤掉，并多饮水，

---

①覃讯云，李彤. 中国瑶医学［M］. 南宁：广西民族出版社，2001.
②戴斌. 中国现代瑶药［M］. 南宁：广西科学技术出版社，2009.

保持大便通畅。

5. 凡乳房肿痛、乳房溃疡、皮肤疮疖、乳腺炎已化脓者，不宜用木梳梳乳法。

6. 鲜仙人掌等鲜药应洗净，并去皮和细刺，以免刺破皮肤或将细菌带入造成皮肤感染。敷药后用塑料布或保鲜膜盖上，以防汁液外溢弄脏衣物。敷药过程中，如有皮肤不适，立即终止外敷。

7. 溃脓后，创口勿敷药，以保持疮口引流通畅。脓液较多时，及时更换创口敷布，并保持清洁，以免污染衣服，或引起反复感染，影响创口愈合。

七、护理：

（一）一般护理

1. 诊室及居室环境

（1）诊室及居室环境清洁、舒适、安静，保持室内空气新鲜。

（2）根据病症性质，居室保持适宜的温湿度。早期室内保持通风、干燥，后期室温可稍高。注意保暖防寒。治疗时，冬季关门窗，无空调要设火炉，避寒冷与风吹，以防患者治疗时受凉加重病情。

2. 生活起居护理

（1）保持卧室通风、清洁、安静、干燥。

（2）注意产前产后的乳头卫生，养成定时哺乳的习惯。

（3）妊娠最后2个月，经常用温热肥皂水或温热清水擦洗乳头，保持清洁，尽可能及时地纠正乳头凹陷。

（4）患乳未成脓时，以三角巾或棉质胸罩托起患乳，减少活动。勿用手挤压患乳，以免炎症扩散，同时患侧乳房应暂停哺乳，并用吸乳器充分吸出乳汁或按摸手法排乳，以利于炎症的消退。

（5）若乳房肿胀，伴有发热，乳汁有腥味，切开引流后，应完全停止哺乳，以免影响婴儿的健康。

（6）脓肿形成，要及时到医院切开脓肿引流，保持引流通畅，及时更换敷料，保持清洁干燥。卧位时取向切口侧卧，以利脓液流出，促进康复。

（二）病情观察

1. 观察乳房局部皮肤的颜色、温度、肿胀、疼痛情况；观察患者的体温变化，大小便情况及伴随全身的症状，如是否有胸闷、头疼、恶心呕吐及侧腋窝淋巴结肿大、压痛；观察乳房肿块和乳汁分泌情况。

2. 观察患者乳房局部肿块大小、数目、位置，有无持续性波动性跳动感以及乳汁排出是否通畅、奶线是否形成，乳汁的颜色性状。

3. 观察局部用药后皮肤有无过敏现象。

4. 脓肿切开后，注意观察引流是否通畅，有无"袋脓"或"传囊"。

（三）给药护理

1. 中药一般宜温服，热毒炽盛型患者则宜凉服，注意观察用药后的不良反应及疗效。

2. 外敷药要清洁，捣烂，温湿度要适宜，尽量敷在红肿的乳房表面，每次至少保持 30 分钟。

3. 外洗药液温度不宜过高或过低，以免烫伤或着凉。

（四）饮食护理

1. 注意调整饮食习惯。饮食宜清淡、易消化、富于营养，以有利于乳汁分泌，同时注意多饮水。多进食西红柿、鲜藕、丝瓜、牛奶、瘦肉汤等易消化的营养食物，促进乳汁分泌，减少乳汁瘀滞。

2. 注意饮食调理配伍。气滞热壅型患者，用新鲜鱼腥草适量，洗净拌成凉菜食用；热毒炽盛型患者多食新鲜水果、蔬菜，少吃荤汤，减少乳汁分泌；正虚毒恋型患者，可用健脾补气之品，如黄芪、当归炖瘦肉或煮粥服，促进身体康复，伤口愈合。

3. 注意饮食禁忌。忌食辛辣刺激、荤腥、油腻、温燥的食物，忌食海鲜、鲫鱼、猪蹄等发物。急性期不宜进食生冷、黏腻难消化的糯米、豆制品，以免加重病情。

（五）排乳不畅、乳房内有结块、胀痛的护理

1. 遵医嘱应用按摩手法通乳。患者取坐位，清洁乳头，取适量凡士林或冬青油涂抹于整个患乳。根据乳房结块的大小，在结块的部位进行环形按摩 1—2 分钟，以皮肤发热为宜。左手以 C 形握住乳房往胸壁压，右手拇指沿乳管方向，由乳房周边向乳晕乳头方向揉抹 5—10 次，挤出患侧乳汁，最后托住乳房，用拇指和食指轻轻揉推肿块 2 分钟，再用拇指从肿块远端至乳头方向揉推 2 分钟，以患者能耐受程度为宜，尽可能帮助患者排尽患侧乳房的积乳。[1]

---

[1] 陆宇云，杨海燕，黄梅. 中医综合疗法治疗早期乳痈的临床疗效观察 [J]. 黑龙江中医药，2014，(2).

2. 指导患者自己实施排乳手法：用指腹从乳房四周向乳头按摩，配合吸奶器吸尽乳汁。在挤压乳房时，切忌用手指尖抓挤乳房，而应用手指指腹挤压乳房，防止皮肤破损。

（六）情志护理

做好心理疏导，叮嘱患者注意精神调理，颐养情志，清心恬淡，忌恼怒忧郁，保持心情愉快，积极配合治疗。

八、预防与健康指导：

1. 妊娠最后 2 个月，经常用温热肥皂水或温热清水擦洗乳头，保持清洁，孕前纠正乳头凹陷，进行乳房按摩，或经常用手牵拉。产后发现乳头破裂可暂停哺乳，局部清洁后用甘油外擦。

2. 保持心情舒畅，避免精神紧张和忧郁，保证充足的休息和睡眠时间。

3. 科学合理地补充营养，少食肥甘、辛辣刺激之品。

4. 定时哺乳，注意婴儿口腔清洁，每次哺乳时应双侧乳房轮流哺喂。哺乳姿势正确，保持乳汁排出通畅。哺乳后要排空剩余乳汁，每次哺乳后用一滴乳汁涂在乳头上，防止皲裂。如发现乳汁瘀积、乳房有硬块，给予热敷或按摩手法协助排乳。

5. 产后可用橘核 30 克水煎服，每日 1 剂，以预防乳汁瘀积而产生奶毒。乳汁排出不畅，可用追骨风（果实）30 克和猪脚 1 只，以酒、水各半同煎服用，或用新鲜鱼腥草适量，清水洗净，调适量盐食用，可减少乳汁瘀积发生。

6. 断乳前逐渐减少哺乳次数，不宜突然断乳，并服用麦芽、山楂、内金等消导回乳之品，如用炒麦芽、生山楂各 60 克，煎水代茶，减少乳汁分泌，帮助断乳。

九、来源备注：

（一）提供者

①文泽民，瑶族，草医，恭城瑶族自治县恭城镇西岭新合小源头村。

②石琴，瑶族，农民，恭城瑶族自治县莲花镇势江村。

③吴高娥，瑶族，村医，恭城瑶族自治县恭城镇廖洞村。

④梁青卫，瑶族，村医，恭城瑶族自治县莲花镇东寨村。

⑤李富梅，瑶族，医生，恭城瑶族自治县恭城镇太平街一巷 26 号。

（二）收集者

①黄卉，恭城瑶族自治县恭城镇太平街一巷 26 号。

②彭锦绣、张秀华、农秀明、陆璇霖、莫洒金、王粤湘、彭锦芳、张衍，广西中医药大学第一附属医院。

第十二节 不孕症的护理

（瑶文：Deih ziepc nyeic hlamv   maiv duoh don zien nyei fuh leiz

国际音标：Tei^{31} tsiep^{13} ŋei^{31} ɬam^{54} mai^{54} duo^{31} ton^{33} zien^{33} ŋei^{33} fu^{31} lei^{231}）

一、病名：

（一）瑶医病名：美哚端（瑶文：maiv duoh don zien，国际音标：mai^{54} duo^{31} ton^{33} zien^{33}）。

（二）中医病名：不孕症（infertility or subfertility）。

（三）中医分型：肾督阳虚证、肾督阴虚证、营血虚亏证、痰湿阻塞证、肝气郁结证、血瘀证。

二、沿用时间：200 多年

三、简要概述：

不孕症是指婚后夫妇同居，性生活正常，配偶生殖功能正常，未避孕未孕 1 年者；或孕育过，后未避孕 1 年以上未再受孕者。前者称为原发性不孕症，古称全不产，后者称为继发性不孕症，古称断绪。战国时期《黄帝内经·素问·骨空论》记载，"督脉……生病……其女子不孕"，最早正式提出了不孕。瑶医认为引起不孕的原因主要是肾督不足、气血失调。如肾督虚、气血虚、痰湿、肝郁等因素引起肾督失调，不能摄精受孕。[①] 月经不调者亦每见妇人无子。月经或前或后，或多或少，或经将行腹痛，或经后作痛，经色或紫黑或淡，或血虚寒凝而致不调，或月经闭涩，或崩漏带下等皆可致绝产。在临床上，肥胖的妇人不能受孕也

---

① 覃讯云，李彤. 中国瑶医学［M］. 南宁：广西民族出版社，2001.

不少见，大多数胖人是痰湿阻滞胞络之故；而瘦人不孕者，则由于胞宫虚冷和干涩，难以受孕；也有六淫（风、寒、暑、湿、燥、火）、七情（喜、怒、忧、思、惊、恐、悲）所致者。

四、常见症候（主要症状、体征）①：

（一）肾督阳虚证（肾阳虚证）

婚后不孕，月经推迟或前后无定期，经量较少，经色淡红或淡白，质稀，腰膝酸软，畏寒，四肢无力，手脚发凉，小腹部阴冷隐痛，带下绵绵如水，大便溏，小便量多清长，性欲冷淡，甚至闭经，舌胖大而淡白，脉沉细或沉迟。

（二）肾督阴虚证（肾阴虚证）

婚后不孕，形体消瘦，经行先前，或月经紊乱或经期延长，月经淋漓不净，经色紫，或闭经，头晕，耳鸣，失眠，心悸，咽喉干痛，唇红，口干苦，口腔糜烂，性情急躁，大便干结，腰膝酸软，性欲减退，面色萎黄伴有黑斑，舌红少苔，脉浮、细数无力。

（三）营血虚亏证（胞宫虚寒证）

月经量少，经色淡，经期错后，甚至闭经，形体瘦弱，下腹冷伴有隐痛，有些则月经量多，面色萎黄无华，皮肤不润，头晕目眩，心悸失眠，精神疲乏，四肢无力，饮食欠佳，大便不实，舌质淡，苔薄。

（四）痰湿阻塞证（痰湿内阻证）

婚后不孕，形体肥胖，月经延期，量少色淡或闭经不行，白带稠黏而多，面色苍白，头晕，心悸，气短，精神困倦无力，胸闷食少，面肢浮肿，大便时溏，舌质淡，舌体胖大，苔白腻，脉弦滑。

（五）肝气郁结证（肝气郁滞证）

婚后不孕，月经先后无定期，经量涩少，经色紫黯，黏稠夹有小血块，情志不畅，不喜笑，经前胸闷胁胀或乳胀，性情急躁易怒，诸症在月经来潮时加重，少腹疼痛，经后减轻，腰酸，心悸，失眠多梦，性欲减退，面色青黄或红，舌质暗红，苔腻或薄黄，脉沉数。

（六）血瘀证（瘀滞胞宫证）

婚后多年不孕，经期提前或错后，行经不爽，时多时少，或夹有瘀血块，小

---

①国家中医药管理局. 中医病症诊断疗效标准［M］. 南京：南京大学出版社，1994.

腹胀痛，渐至闭经。皮肤干枯，目眶黯黑，精神郁闷，腰痛，经后或血块排出后疼痛消失。舌质红紫伴有瘀点、瘀斑，苔白，脉弦涩。

（七）血热证

妇人小腹一侧或双侧刺痛，行经前更甚，伴有头晕头痛，口苦咽干，或有低热，唇红面赤，经前乳胀，月经提前或一月两次，量多色红紫，质稠有大血块，舌质红，脉滑数。

五、治疗①：

（一）肾督阳虚证

（1）方药

①高山龙15克，走马胎10克，土黄芪30克，红杜仲根皮15克，稔子根10克，当归15克，黄花倒水莲20克，十全大补藤10克，保暖风15克，鸡肉150克（去皮），同炖服。同时用鹿茸10克，研粉冲服。

②十八症15克，山毛葽10克，鸡肠风10克，罗汉羌10克，鸡血藤15克，鹿角霜15克，当归15克，血风藤15克，土黄芪30克，紫石英30克（醋炼研粉，每次只取6克），上述药物跟猪骨头适量，一同炖服。

③独脚风10克，土党参30克，淫羊藿15克，当归藤15克，鸡屎藤根（红的）20克，大桂根20克，熟附片6克，巴戟天10克，血党10克，猪腰一对，同炖服，加饮适量黄酒更佳。

（2）用法：每日1剂，分次服。

（二）肾督阴虚证

（1）方药

①淫羊藿15克，仙茅15克，牛尾菜根30克，山鸡米20克，牛大力15克，红牡丹根15克，黄花倒水莲15克，吴茱萸15克，瘦猪肉50克。

②鬼灯笼根15克，红杜仲15克，土党参20克，五加虎（细鸭脚仔）15克，盘龙参10克，山萆薢20克，细叶铺地毡10克。

③生地30克，枸杞子10克，十八症10克，独脚风10克，五指牛奶20克，红药10克，九牛人石10克。

（2）用法：水煎，每日1剂，分次服。

---

①覃讯云，李彤. 中国瑶医学［M］. 南宁：广西民族出版社，2001.

（三）营血虚亏证

1. 内服

（1）方药

①小叶牛奶 20 克，鸡血藤 20 克，当归藤 15 克，黄花倒水莲 30 克，砂仁草 10 克，淫羊藿 15 克，红牡丹根 15 克，去皮鸡肉 50 克。

②红杜仲 15 克，岗稔根 15 克，锁阳 10 克，土党参 20 克，血风藤 15 克，鸡屎藤 10 克，熟地 30 克，鸡肉或猪骨头适量。

③鹿角霜 20 克，走马胎 15 克，牛大力 15 克，黄精 20 克，山萆薢 20 克，五指牛奶 30 克，蚂蟥七 15 克，牛尾菜根 20 克。

（2）用法：水煎，每日 1 剂，分次服。

2. 外治：艾柱灸

（1）选穴：子宫、关元、命门、三阴交。

（2）用法：每穴 3—5 壮。

（四）痰湿阻塞证

（1）方药

①夏枯草 20 克，鸡屎藤根 15 克，少年红 15 克，淫羊藿 15 克，牛舌菜根 20 克，独脚风 10 克，朝天罐 20 克，红牡丹根 15 克。

②水香附 10 克，小叶金不换 20 克，水蚕根 20 克，细叶红毛毡 15 克，当归藤 15 克，土茯苓 20 克，七叶一枝花 10 克。

③仙茅 15 克，石楠藤 10 克，山枣木根 15 克，枫木树果 15 克，饿蚂蝗 10 克，九牛人石 10 克，黄皮山栀子根 10 克，猪腰一对。

（2）用法：水煎，每日 1 剂，分次服。

（五）肝气郁结证

（1）方药

①九合皮 15 克，牛尾菜根 15 克，红药 10 克，郁金 10 克，枸杞子 10 克，甘草 5 克，仙茅 20 克。

②红牡丹根 15 克，黄花倒水莲 20 克，山栀根 15 克，山鸡米 15 克，淫羊藿 15 克，马鞭草 10 克，甘草 6 克，五指牛奶 20 克。

③百解 15 克，土柴胡 9 克，白芍 20 克，红杜仲 15 克，棉花根 15 克，扶芳藤 20 克，甘草 4 克，盘龙参 10 克。

（2）用法：水煎，每日 1 剂，分次服。

（六）血瘀证

1. 内服

（1）方药

①血党 10 克，鸡血藤 15 克，水泽兰 10 克，走马胎 10 克，当归藤 15 克，穿破石 15 克，淫羊藿 15 克，血见仇 10 克，甘草 5 克，鸡蛋 1 个同煎。

②小毛蒌 10 克，红杜仲 15 克，牛膝 20 克，桃树根 10 克，红药 20 克，黄芪 15 克，当归 10 克，上树葫芦 10 克，红葱 10 克，甘草 4 克。

③独脚风 15 克，苏木 10 克，血竭 3 克，透骨消 15 克，枫树果 10 克，益母草花 10 克，淫羊藿 15 克，甘草 6 克，蚂蟥七 10 克。

（2）用法：水煎，每日 1 剂，冲适量黄酒服。

2. 外治：艾柱灸

（1）选穴：中极、合谷、太冲、三阴交。

（2）用法：每穴 3—5 壮。

（七）血热证

（1）方药

①野菠萝 20 克，生地 30 克，仙茅 15 克，路边菊 15 克，黄花倒水莲 20 克，淡竹根 15 克，牛屎青 15 克，甘草 4 克。

②牡丹皮 15 克，旱莲草 30 克，黄精 10 克，刺鸭脚木 15 克，九肝菜 10 克，牛尾菜根 20 克，甘草 5 克，桑寄生 15 克。

③过垭龙 15 克，石斛 20 克，淫羊藿 15 克，枸杞菜根 15 克，阿胶 10 克（烊化），甘草 3 克，土党参 15 克，小叶铺地毡 10 克。

（2）用法：水煎，每日 1 剂，分次服。

六、注意事项：

服药期忌食生冷之物并节制房事，保持会阴清洁卫生，消除不良情绪。

七、护理：

（一）一般护理

1. 诊室及居室环境

（1）诊室及居室环境清洁、舒适、安静，保持室内空气新鲜。

（2）根据病症性质，居室保持适宜的温湿度。痰湿血瘀、肾虚者室温可稍高；肝郁者室内保持干燥。注意保暖防寒。治疗时，冬季关门窗，无空调要设火炉，避寒冷与风吹，以防患者受凉加重病情。

2. 生活起居护理

（1）生活规律，劳逸结合，节欲养精，保持心情舒畅。

（2）注意保暖，勿当风受冷过度，避免风寒湿邪侵袭。

（3）加强妇女卫生保健和婚前婚后教育，以及生育宣传与指导，积极预防和尽早治疗生殖道感染疾病。

（4）加强锻炼身体，提高身体素质。饮食有节，戒酒，勿食过辛辣、寒凉生冷的食物，勿暴饮暴食，勿嗜食肥甘厚味，注意控制体重，避免过度肥胖。

（二）病情观察

1. 观察月经周期，经血量、色、质，经血排出情况及经期伴随症状。

2. 观察基础体温，了解排卵情况。

（三）给药护理

1. 服药期间忌食生冷之物并节制房事。

2. 掌握服药时间，每月月经干净后开始服药，中药饭后温服。

（四）饮食护理

1. 注意调整饮食习惯。饮食以清淡、富有营养的食物为宜。

2. 注意饮食调理配伍。根据自己的体质情况遵医嘱选用补肾健脾、补血益气之品炖汤服，如：营血虚亏者可用十全大补 30 克，当归藤根、心叶紫金牛各 25 克，天冬 10 克，水煎取汁煮鸡肉食用，或益母草、黑豆适量炖羊肉食用；肾督阳虚者可用黄芪、当归、保暖风煮鸡肉食用；肾督阴虚者可用黄花倒水莲炖瘦猪肉服，以调补气血，提高身体素质。

3. 注意饮食禁忌。经期忌食生冷、寒凉、酸涩的食物，平时勿嗜食肥甘厚味、酒等助湿生痰之食品，以免收敛、凝滞气血。

（五）情志护理

多安慰患者，同时争取患者家人的支持、理解，使患者消除紧张、焦虑心理，保持精神愉快舒畅，配合治疗。

八、预防与健康指导：

1. 做好生育工作。适龄而婚，婚育及时，节制房事，预防异位妊娠，重视防止产后或堕胎小产后邪毒感染，一旦发生，应积极而尽早治疗。

2. 搞好经期卫生。行经时少食生冷瓜果，两足勿涉冷水，勿游泳，不宜参加重体力劳动和剧烈运动；行经期间绝对禁止房事，注意个人卫生及外阴清洁，勤换卫生垫及内裤；切忌坐卧潮湿之地，注意下腹保暖，避免寒冷刺激。

3. 保持生活规律。加强体育锻炼，劳逸结合，保证充足的睡眠时间，增强体质和抗病能力。

4. 重视饮食科学。饮食注重清淡多样化、富有营养。戒酒，戒烟，勿嗜食肥甘厚味等助湿生痰之食品。可遵医嘱进食补肾健脾、益气活血、暖宫调经之品，按月经规律服用。如：保暖风、五指牛奶、鸡血藤、吴茱萸各15克，十八症、黄花倒水莲各20克，大补藤10克，鸡肉60克，炖服；或砂仁6克，当归藤、红牡丹、红杜仲各15克，小牛奶20克，鸡肠风、走马胎各10克，鸡肉适量，炖服；或肉桂、千斤拔、血风藤各20克，党参、勒订根、走马风各15克，鸡肉适量，炖服。每月月经干净后开始服，连服三至五剂。当月未受孕，下月继续用五剂。[①]

5. 保持心情愉快。加强孕育知识学习，做好家属思想工作，争取家属、朋友的理解和支持，减少家庭和社会的压力，缓解紧张情绪，避免过度焦虑，减轻思想负担，消除不良情绪影响，积极配合治疗，促进康复。

6. 积极治疗原发性疾病。积极治疗痛经等疾病，做好婚前身体检查，及时发现先天性畸形或生理上的异常情况，在婚前进行积极处理，防止出现婚后不孕的情况。

九、来源备注：

（一）提供者

黄玉英，瑶族，瑶医，金秀瑶族自治县金秀镇。

（二）收集者

王粤湘、彭锦绣、张秀华、农秀明、陆璇霖、莫迺金、张衍，广西中医药大学第一附属医院。

[①]金源生.瑶医治疗胞宫内冷不孕症［J］.医学文选，1991（4）.

第十三节　产褥期的护理

（瑶文：Deih ziepc faam hlamv　yungz don ceix nqaang zien nyei fuh leiz

国际音标：Tei^{31} tsiep^{13} fa:m^{33} ɬam^{54}　juŋ^{231} ton^{33} tshei^{24} ga:ŋ^{33} zien^{33} ȵei^{33} fu^{31} lei^{231}）

一、病名：

（一）瑶医病名：坐月（瑶文：yungz don ceix nqaang zien，国际音标：juŋ^{231} ton^{33} tshei^{24} ga:ŋ^{33} zien^{33}）。

（二）中医病名：产褥期（puerperium）。

二、沿用时间：200 多年

三、简要概述：

产褥期是指从胎盘娩出至除乳腺外全身各器官恢复或接近正常未孕状态的一段时期，一般为 6 周。[①]由于产妇身体的变化，往往容易受到风、寒、暑、湿、热等外邪的侵害，加上女性较敏感，情绪不稳定，易因忧郁、思虑过度等内在因素扰乱气血运行，从而产生妇科等身心方面的问题。

四、护理：

（一）一般护理

1. 休养环境：休养室必须清洁、安静、舒适，温度适宜，定时通风，但要避免对流风直吹产妇及新生儿。夏季要防止中暑。一般母婴同室的室温应保持在22℃—24℃，湿度以 50%—60% 为宜。特别是产妇刚分娩后体力消耗较大，应限制探视人员，保证产妇足够的休息时间，对促进产妇恢复尤为重要。

2. 观察生命体征：产后平卧位，产后 2 小时内每 30 分钟密切观察产妇体温、脉搏、呼吸、血压及精神状况 1 次，之后应每天测量体温、脉搏、呼吸、血压 1次，防止产妇产后出血、产后子痫、心力衰竭等并发症的发生。

---

①张蓉辉. 产褥期妇女的社区健康教育及护理 [J]. 天津护理，2013，21（3）.

（二）生活起居护理

1. 口腔护理：每日用温水刷牙，餐后漱口。

2. 休息与睡眠：起居有常，遵循瑶族习俗。忌串门、外人频繁出入，尤其产后 7 天之内，不宜出厅堂行走，不宜走到门口；产妇不能走到灶旁，忌触弄渔猎工具，忌从这些生产工具上跨过；保证充足的睡眠时间，促进体力恢复。[①]

3. 皮肤护理：产后汗多，夜晚尤甚，应勤换内衣裤及床单。温水擦浴后，应立即用浴巾擦干，以防受凉。饭前、哺乳前及大小便后要用温水洗手，勿触冷水。晚上用热水洗脚或淋浴等，以保持皮肤清洁，并消除疲劳。一般产后无会阴侧切伤口者，3 天即可进行瑶药浴；有会阴侧切或裂伤者，可于伤口愈合后 3 天开始淋浴，但应禁盆浴。

4. 会阴护理：帮助产妇做好晨晚间护理，保持会阴清洁。会阴切开者，尽量取健侧卧位，及时更换会阴垫，以减少恶露污染切口并发感染。用碘伏棉球擦洗外阴，每天 2—3 次。有异常者遵医嘱选用以下中医特色护理技术：会阴部有水肿者，可用 50％的硫酸镁溶液湿热敷，产后 24 小时可用红外线照射外阴。会阴部有缝线者，应每天检查伤口周围有无红肿、硬结及分泌物，若伤口感染，应提前拆线引流或行扩创处理，并定时换药。给予 1∶5000 的高锰酸钾液行坐浴治疗。产后恶露多者，可用高锰酸钾液冲洗，或采用物理疗法，以促进伤口恢复。

5. 乳房护理：产妇哺乳前，护理人员协助产妇用温水清洁乳房。乳头平坦或凹陷，产前又未加以纠正者，产后必须给予特殊的指导。分娩后 30 分钟，母婴皮肤接触并让婴儿吸吮 30 分钟以上。早吸吮有利于早分泌乳汁、多分泌乳汁，也有利于乳房的健康和子宫的收缩。根据具体情况选择正确的喂奶方式，一般常用坐式、侧卧式、环抱式等。每次喂奶后应将乳汁排空，若有瘀积应及时借助吸奶器或热敷后用按摩手法挤奶以排出乳汁，避免乳腺炎的发生。注意婴儿口腔卫生。产妇哺乳后，应充分休息，以利于身体恢复。如乳头破损、皲裂，用毛巾湿热敷及按摩，或在哺乳前挤出少量乳汁涂抹乳头，因乳汁有抑菌作用并富含蛋白质，可帮助修复，或在哺乳后局部涂抹复方安息香酊或鱼肝油铋剂，于下次哺乳前用温水擦净；乳房出现红、肿、热、痛或有结节者，应每天湿热敷并按摩乳房来促进乳汁分泌和缓解乳房胀痛，一般缺乳情况下要轻按，乳汁瘀积可以加重按摩力度，同时可以对膻中、屋翳和乳根等穴做按摩，避免乳腺炎的发生。必要时

---

①任聘. 中国民间禁忌［M］. 北京：作家出版社，1990.

停止喂奶并及时治疗。

6. 运动保健：产后要注意卧床休息，3—4 小时练习活动下肢及翻身技巧，8—12 小时后改半卧位，床上稍事活动。产后第 2 天可在室内随意走动，如洗漱、吃饭、大小便等。产后 2 天即可循序渐进地学习做健身体操，包括抬腿运动、仰卧起坐运动，以增强腹直肌张力，练习缩肛运动，以锻炼盆底肌肉，还可做胸膝卧位，以预防或纠正子宫后倾。行会阴切开的产妇，可推迟至产后第 3 天起床稍事活动，待拆线后伤口不感疼痛时，才做产后健身操。同时，产妇产后 42 天内忌久坐、提重物、过度弯腰、筛米播谷等负重劳动和蹲位。

（三）心理护理

婴儿娩出后，产妇易因疲累和情绪激动、体质虚弱、照顾婴儿和哺乳、担心婴儿的健康及体形变化等，患上产后抑郁症。医护人员应与产妇多沟通，了解其身心状态，针对性地给予疏导，帮助她们坚定信心，从不良情绪中解脱出来。

1. 调整初为母亲的心态，耐心告之新生儿的健康状况。若新生儿健康状况有异常，应暂不告之，待产妇情绪及精神状态恢复后再将详情告之。

2. 在与胎盘顺利娩出、子宫收缩良好的产妇交谈的过程中，以手法帮助其按摩腹部，减轻其子宫复原所致的腹部疼痛和不适等。叮嘱产妇要保证充足的睡眠时间，保持心情舒畅。

3. 及时做好产妇及其家属的教育工作。多与产妇及其家属进行沟通，特别是对新生儿性别有渴求的产妇应该引导其做好角色转换工作，减轻产妇的心理压力，使其心情愉悦。

（四）饮食护理

1. 注意遵循瑶医的产后饮食建议，按照流食—半流食—普食顺序进行。产后 1 小时可让产妇进流食或清淡半流食，也可于产后当天，即用保安汤（由瑶药组成）煎水，取药汤煮鸡肉或鸡蛋吃。生产后 7 天内，食物以鸡蛋、谷类为宜，不宜过于油腻，之后以高蛋白、高热量、高维生素和易消化的食物为主，还可用天灵散浸酒，早晚适量饮用。

2. 注意饮食调理配伍。鼓励产妇增加营养，饮食以合理、平衡，有利于乳汁的分泌，保持足够热量为原则。食谱要广，不应偏食、挑食，饭菜要多样化，粗细搭配，荤素夹杂，常选择蛋、肉、红糖、自己酿的甜白酒（醪糟）以及补药来搭配膳食。如甜白酒煮鸡肉、甜白酒煮鸡蛋等，还可用黄花倒水莲煲猪脚，或保暖风煲鸡肉，或大肠风、黄花参、走马风各 15 克煲鸡肉，或九层风煲鸡肉，吃鸡饮汤，或生甜木瓜煮花生，以促进乳汁分泌和身体恢复。同时，适当补充含维生素和纤维素多的蔬菜，以防便秘。

3. 注意饮食禁忌。产后忌生冷（包括水果、生食、冷食、冷水等）、硬食、酸食、辣椒、蒜、牛肉、公鸡肉、母猪肉、狗肉等，以及烟酒、咖啡等食物。一个月内，不能吃用猎枪射死的鸟兽，不能吃病猪的肉和油，不能吃黑脚鸡、老鹰等。不能吃因产子而死的牛，不能吃下蛋不出致死的母鸡，少食油。[①]食物烹调以煮、炖为宜，忌煎、炸。

（五）病情观察

注意观察产妇反应，如眩晕，头痛，胸闷，呕吐，出冷汗，手脚冰凉，血压，脉搏，子宫收缩，阴道出血量、质情况，以便及时发现产后出血、虚脱等病情变化，及时通知医生，做好处理准备。

（六）身体不适的护理

1. 子宫复旧及恶露的护理：向产妇介绍恶露的相关知识，鼓励其适当活动，有利于恶露排出。每天应观察恶露量、性状、颜色及气味，每天在同一时间，待产妇排尿后用手测宫底高度。产后恶露多、宫缩疼痛严重者，遵医嘱选用以下中、瑶医特色护理技术：①对子宫做按摩，用拇指点按关元、子宫、归来与气海等穴位，以此来达到提升宫缩的效果，让宫壁血窦受压而止血，同时使宫腔中的积血得到有效挤压排出，从而有效地治疗与预防产后宫缩不良的出血问题。②可针刺中极、关元、三阴交、足三里等穴位。③可用山楂 10 克，水煎加红糖服。④若子宫复旧不全，恶露增多、色红且持续时间延长，或者恶露有腐臭味且有子宫压痛时，应及早报告医生，给予子宫收缩剂，以及给予抗生素控制感染。

2. 尿潴留的护理：鼓励产妇产后 4 小时排尿。若排尿困难，应做好解释工作，使产妇解除怕排尿引起疼痛的顾虑，帮助产妇坐起排尿或下床排尿。仍不能自排者，遵医嘱选用以下中、瑶医特色护理技术：用温热水清洗外阴，或让产妇听流水声，或热敷下腹部正中部，刺激膀胱肌收缩，或按摩膀胱区，或针刺关元、气海、三阴交、阴陵泉等穴位帮助排尿。

3. 便秘的护理：指导产妇保持生活规律，调畅情志，克服对排便的恐惧与焦虑，及早下床活动，定时排便，排便时忌努挣。若出现便秘现象，鼓励产妇适当吃些有利于通便的食物，如蜂蜜、黑芝麻、蔬菜、瓜果等以缓解症状。禁食产

---

① 董素云. 广西金秀瑶族禁忌的文化内涵及功能价值［J］. 湖北民族学院学报（哲学社会科学版），2008，26（2）.

气多、刺激性的食物，如甜食、豆制品等。一般按照自身情况选用一些有利于通便的食物，如：热秘病人以清热、润肠、通便的食物为佳，可食用白萝卜、蜂蜜水；气虚便秘病人以补气血、润肠通便的食物为宜，可食用核桃仁、松子仁或菠菜猪血汤。其他情况可选用芝麻粥。仍不能自排者，遵医嘱选用以下中、瑶医特色护理技术：穴位按摩，对合谷、关元、中脘与下脘做轻柔的指推按摩，而后做顺时针的揉脐和摸腹按摩，以腹内有热感为宜。每次摸腹 21—36 周，每日 2—3 次。必要时给予开塞露塞肛或遵医嘱服少量缓泻剂。

（七）瑶药浴（瑶三泡）护理[1][2][3][4][5]

（1）方药：海风藤、鸡血藤、络石藤、勾藤、桂枝、桑枝、半枫荷、透骨消、见风青、九节茶、石菖蒲、五指牛奶、鸭仔风、穿破石、藤杜仲等各适量，或者肿节风、路路通、金银花藤、功劳木、五加皮、九牛藤、当归藤、鸭仔风、五指牛奶、桂枝、一点红、水菖蒲、海风藤等各适量。

（2）用法：

①把采集到的新鲜草药分别捆成小扎，放入大口锅中煎煮 30 分钟左右，浴盆首先用开水烫泡消毒 20 分钟。

②药煎好后，可先取 50—100 毫升药液于洗浴前口服，余下药液去渣趁热倒入事先准备好的浴盆中，然后置一小凳子于浴盆中央。待药液自然降温，直到人体能够承受时，产妇便坐进去，头颈部以下浸泡在药液中，或至少使腰部以下浸于药液中泡洗。

③浴盆外面用一张竹席子将浴盆竖直围成一圆筒，其上用另一张竹席（或簸箕）盖上并露出产妇头颈部，使药液蒸气不致散发。

④浴盆内的药液温度保持在 38℃—42℃。泡洗时，用毛巾浸入药液中，将浸有药液的毛巾擦洗全身，直至全身皮肤潮红、发热、出汗为止。

⑤瑶药浴一般于产后当天或第三天进行。这要根据产妇的具体情况而定，有的上午分娩，下午就洗；有的下午分娩，第二天上午就洗；有的则要在 36 小时之后才洗。会阴部、腹部有切口的，待伤口愈合后进行。每次洗浴时间为 15—30 分钟，时间宜短，以避免虚脱。产褥期共泡三次，分别于产后 3 天（或当天）、

①左少良. 土瑶产妇药汤浴［J］. 医学文选，1991，（4）.
②路然. 瑶族妇女的月子浴［J］. 医学文选，1991，（4）.
③张宁. 瑶族产妇的"坐月"保健［J］. 民族团结，1997，（8）.
④莫连英，何最武. 浅谈瑶族的医学养生［J］. 中央民族学院学报，1991，（2）.
⑤陈群，赵蓉. 产褥早期中医护理方案的应用及效果评价［J］. 贵阳中医学院学报，2015，37（4）.

15 天和 30 天后各进行一次（也可连续泡 3 天）。①

五、注意事项：

瑶药浴既是瑶族常用的传统保健方法，亦是瑶医最常应用的治疗方法。瑶药浴洗浴前，应注意以下事项：

1. 选择保暖较好的房间，浴盆用既通风又保暖的竹席围成圆筒，上面也用竹席盖住，避免熏蒸时蒸气散发过快，并使产妇头颈部露出。有条件可选用庞桶药浴法。

2. 向产妇讲解泡浴的步骤和注意事项，教授产妇避免不良反应的方法，如自我调适，保持心理平衡，避免急躁、发怒等不良情绪刺激，改变体位时动作缓慢，防止摔倒。

3. 泡浴前、中、后，产妇应适当补充水分，如泡浴前可先服一小杯煎煮好的瑶药浴药水，泡浴时和泡浴后饮温热的淡盐水或温热的红糖水。

4. 泡浴时，调节水位、水温，产妇坐于浴盆（或庞桶）中，药水至少要浸到腰部，水温保持在 38℃—42℃，防止烫伤或受凉。

5. 泡浴过程讲究"三进三出"，即每隔 5—10 分钟出浴盆（或庞桶）休息片刻，再继续泡洗，反复 3 次。陪伴者可用毛巾沾药液从上到下帮助产妇擦洗全身，出浴盆（或庞桶）后不要用清水冲洗身体。

6. 泡浴时，护理人员要在产妇的视线范围内，或陪伴于身旁，随时观察产妇的反应。泡浴过程中，产妇如有胸闷、出汗过多、心跳加快、阴道出血量增加等不良反应时，护理人员应立即协助其出浴盆（或庞桶），使其平躺休息 2—3 分钟，注意用毛巾包裹身体或盖被子保暖，给予温开水或糖水饮用等。同时，可遵医嘱选用中、瑶医特色护理技术按摩子宫，防止产后出血。必要时遵医嘱给予宫缩剂，促进子宫收缩，减少阴道出血。

7. 严格掌握瑶药泡浴适应症和泡浴时间。泡浴宜于饭后 1 小时进行，过饥、过饱，体质虚弱，有中等以上的高（低）血压病史、心功能不良、严重哮喘、癫痫、恶性肿瘤、出血性疾病等皆不宜行瑶药泡浴。产妇如有手术伤口，应待拆线且伤口愈合后方可进行。正常产妇可于产后 3 天（或当天）开始泡浴一次，以后 15 天、30 天各泡浴一次，每次浸泡 15—30 分钟。

---

①罗金裕，草显玉.瑶族医药概述［J］.中国民族民间医药杂志，1994，（10）.

8. 泡浴后，及时更换一次性泡浴用物，浴盆（或庞桶）用消毒溶液抹洗消毒，保持用具清洁整齐，防止交叉感染。

六、健康指导：

因产褥期大部分都是在家中度过的，所以做好出院产妇的健康宣教尤其重要。宣教内容主要包括产妇生活起居指导、饮食指导和情志调理指导，婴儿照顾和母乳喂养技巧等。

1. 调整心态，保持心情愉快，保证充足的睡眠时间。重点介绍婴儿睡眠规律、产妇保持良好心情的重要性，指导产妇与婴儿同步休息以保证睡眠时间。关心、尊重产妇，多与产妇沟通，了解其心理状态，对不良情绪及时予以心理疏导。鼓励家属多陪伴产妇，多给予情感和心理支持。注意与产妇和家属沟通，做好产妇的角色转换工作，特别注意做好对婴儿性别有渴求者的思想工作，使产妇在温馨、和谐的环境中度过产褥期。

2. 坚持母乳喂养，做好婴儿的观察与护理。教会产妇正确的母乳喂养方法、如何保持泌乳量充足，建立产妇对母乳喂养的自信心。耐心讲解母乳喂养的好处，指导产妇加强营养，坚持4—6个月纯母乳喂养。介绍婴儿保健相关知识，了解产妇喂养婴儿的情况，解决喂养中存在的问题，促进母婴健康。

3. 科学饮食。重点给予正确、科学的饮食指导，选择性地继承传统的饮食习俗，鼓励产妇多饮水，不能以汤代开水，注重荤素搭配，保证足够的营养摄入，忌食肥甘厚味等生湿助火之品。耐心细致地观察产妇分娩后的饮食，对不当的饮食习惯要予以纠正。

4. 个人卫生指导。向产妇讲解保持个人卫生的重要性和方法，摒弃只有"出月子"才能洗头、洗澡的习俗，讲解恶露发生的原因及变化，注意观察恶露的量、色和气味。如血性恶露持续时间长或恶露有臭味，说明子宫复旧不全或合并感染，应及时诊治。

5. 活动及保健指导。指导产妇定期做产后健身操。产后健身操包括抬腿、仰卧起坐及缩肛等。产后2周加做胸膝卧位。上述动作每天做3次，每次3—5分钟，运动量应逐渐增多。必要时对腰背的肌肉做揉拿按摩，针对脾俞、肺俞、肝俞和肩井做点按，达到缓解和预防腰背疼痛的目的。

6. 生育工作指导。产后6周应严禁房事，6周后可采取适当的避孕措施，不哺乳者可采用药物避孕方法，哺乳者应选择工具避孕。

7. 告知社区访视等事项。告知婴儿预防接种事宜，产后 7 天、14 天、28 天为社区医务人员访视时间，产后 42 天需到医院做产妇的健康体检和婴儿的全面体检，内容包括测血压，查血、尿常规，了解哺乳情况和婴儿生长情况，并做妇科检查，做到早检查、早发现、早预防、早治疗，提高母婴健康水平。

七、来源备注：

（一）提供者

黄玉英，瑶族，瑶医，金秀瑶族自治县金秀镇。

（二）收集者

农秀明、张秀华、彭锦绣、王粤湘、陆璇霖、张衍、莫迺金，广西中医药大学第一附属医院。

第二章

妇科常见病瑶医特色疗法的护理技术操作

（瑶文：Dein nyeih zung mienh sieqv ko fangh jianx baengx yiuh ei terc setv liaoh fatv nyei fuh leiz jix sih cao zuoh

国际音标：Tei³¹ ȵei³¹ zuŋ³³ mien³¹ sie⁵⁴ kho³³ faŋ³¹ tɕian²⁴ pɛːŋ²⁴ jiu³¹ ei³³ thə¹³ set⁵⁴ liao³¹ fat⁵⁴ ȵei³³ fu³³ lei²³¹ ji²⁴ si³¹ cao³³ zuo³¹）

　　瑶族医学是瑶族人民在与疾病长期斗争中形成的具有民族特色的经验医学，治疗方法丰富多彩、形式多样。瑶医治疗方法主要分为内治法、药膳疗法、外治法。外治法简便多样，归纳起来有 17 种，即外洗、气熏、火灸、针刺、刺刷、冷麻、火罐、挟瘀、刮痧、推拿、敷药、贴药、药手、割治、寄治、蛋灸、骨灸。①② 本书在此介绍妇科常用的几种护理技术操作。

第一节　瑶药浴

（瑶文：Deih yetv hlamv yiuh ndien aengc
国际音标：Tei³¹ jet⁵⁴ ɬam⁵⁴ jiu³¹ dien³³ ɛŋ¹³）

一、技术操作名称及概述

　　（一）技术操作名称：瑶药浴（瑶文：yiuh ndien aengc，国际音标：jiu³¹ dien³³ ɛŋ¹³）。

　　（二）概述：瑶药浴是采用药用植物熬煮制成的浴液，用时加温到一定程度，倒入桶（简称黄桶）内（桶内先铺上高出桶边的塑料薄膜），直接蒸浴、泡浴，以达到治疗和健身的一种医疗方法。瑶族药液熏蒸、泡洗可以达到补脾养胃、生精益气、补肾益精、调经活血、壮筋坚骨、舒筋活络、通痹止痛、消肿散结、退

---

①何忠志.论瑶族非物质文化遗产的保护和传承［J］.传承，2008，(1).
②李占兴.江华瑶医简介［C］.2005 全国首届壮医药学术会议暨全国民族医药经验交流会论文汇编.南宁，
　 2005.

热发汗、消除疲劳、抵御风寒、健身洁体、祛风除湿、防病治病的目的。[①]

瑶药浴疗法是瑶族地区最常见，也是最为古老、应用最为广泛的治疗方法。瑶族人民常用瑶药浴治疗感冒发热、风湿骨痛、麻木及瘫痪等，最为世人称道的是产妇药浴（三泡瑶药），它是瑶族的传世古方。

二、沿用时间：200 多年

三、适应症：

1. 产妇。

2. 男科、妇科疾病，如脾虚遗精、体虚带下、气虚脚肿、阳痿早泄。

3. 风湿病，关节疼痛、腰痛、头痛。

4. 骨关节病，如腰肌劳损、骨质增生、肩周炎。

5. 皮肤瘙痒等皮肤病。

6. 轻度偏瘫、预防中风等。

7. 伤风感冒。

8. 美容减肥。

四、禁忌症：

1. 经期、孕妇。

2. 高热大汗、严重心血管疾病、高血压、出血性疾病。

3. 急性病如急腹症、疼痛剧烈、全身虚弱。

4. 传染性疾病、精神病患者，对药浴药物过敏者。

5. 饥饿时或饱餐后以及皮肤损伤者。

五、操作步骤：

1. 治疗环境的准备：选择安静、清洁、光线充足、便于通风的房间。室内温度保持在 22℃—25℃。治疗时，注意保暖，冬天关好门窗，避免寒冷与风吹。

2. 用物准备：毛巾 2 条（大、小各 1 条）、药液、药浴的木盆（桶）、木板或

---

①覃家璧，朱日初. 广西九万山神奇的黄缸瑶族药浴［C］. 历史深处的民族科技之光：第六届中国少数民族科技史暨西夏科技史国际会议文集. 银川，2002.

木凳、竹席 2 张、开水 1 壶、白糖适量、一次性水杯。

3. 患者准备：

（1）核对医嘱，做好解释工作，交代注意事项，取得患者的信任和配合。

（2）取舒适体位，暴露部位。

4. 操作流程：物品准备（将药液趁热倒入事先准备好的浴盆或桶中，盆内放小木凳）—患者准备—定位（暴露部位）—熏蒸，洗浴（如药液偏凉，视情况更换）—观察（如感不适，把上面的竹席打开一条缝，或嘱患者离开浴盆（桶），平卧休息片刻）—熏洗毕（清洁皮肤、擦干）—协助患者更衣、保暖，交代浴后注意事项—患者感觉舒服，汗液消失方可离开—整理、清洁、消毒药浴用物。

（1）把草药分别捆成小扎，放入大口锅中煎煮 30 分钟至 2 小时。

（2）煎好后，将药液按需要的量趁热倒入事先准备好的浴盆（桶）中，然后置一小凳子于浴盆（桶）中央，调节至适宜温度，协助患者坐于凳子上先熏蒸，后洗浴。

（3）浴盆（桶）外面用一张竹席子将浴盆（桶）竖直围成一圆筒，其上用另一张竹席盖上并让患者露出头颈部，使药液蒸气不致散发。

（4）待水温适宜时，患者除头、颈、肩部、前胸外，全身泡洗于药液中（产妇只需腰以下部位在药液中），用毛巾浸取药液淋患者头颈部以下部位，任药液往下流。同时，将浸有药液的毛巾自头颈部往下擦洗全身，直至全身皮肤潮红、发热、出汗为止。每次熏蒸、洗浴约 20 分钟。

（5）熏洗毕，协助患者出浴盆（桶）休息，擦干汗液和水珠，更衣，交代浴后注意事项，嘱咐患者感觉舒服、汗液消失后方可离开。

（6）整理、更换、消毒药浴用物，一般药浴薄膜一人一换，浴盆（桶）用消毒液抹洗，消毒备用。

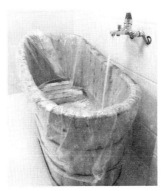

药浴工具

六、注意事项：

1. 冬季注意保暖，药液水位以胸部以下为宜，药液温度不可过高或过低，保持在 40℃ 左右，防止烫伤或受凉。

2. 饥饿时或过饱时不宜药浴。

3. 全身药浴时间不宜过长，以 15—20 分钟为宜，以避免出汗过多造成体液流失而出现虚脱。药浴一般于午后进行，药浴后应进食高蛋白、高热量、低脂肪与易消化的食物，适当多饮水或牛奶、糖盐水，补充流失的水分，忌饮冷水，忌食用辛辣刺激、生冷、油腻等不易消化的食物。

4. 药浴场所需备热开水、糖、血压计、干燥毛巾等保暖、病情观察用物，以备患者所需。

5. 药浴时，应有专人护理，患者要及时向医务人员反映自身的感受，护理人员要勤巡视，定时督促患者饮水，及时发现并处理患者的需求，避免患者产生不良反应。如出现头晕、心跳加快、胸闷等不适症状时立即嘱患者出浴盆（桶）至通风处平卧休息，给予保暖、饮温开水或糖水等措施，即可恢复。

6. 全身药浴后，应缓慢从浴盆（桶）中起身，防止出现头晕甚或晕厥现象。药浴后，出汗较多、皮肤潮红为正常现象，应及时用毛巾擦干身体，穿衣，盖上被子静卧休息片刻，即使身体出汗也不要脱去衣服，防止病邪入侵体内。待身体无出汗，无其他不适时，方可离开。浴后应保持衣服干燥、整洁，适当运动和饮水，避风寒，勿吹冷风和洗冷水，预防着凉。

7. 药浴后，所用物品须清洁消毒，用具一人一用一消毒，避免交叉感染。

七、瑶药浴意外的预防及处理：

（一）过敏反应

1. 表现：出现皮疹、瘙痒。

2. 处理：立即停用，严重时使用抗过敏药物。

3. 预防：第一次药浴时，询问过敏史，先用少量药液涂抹患者皮肤，测试一下。

（二）眩晕、虚脱

1. 表现：头晕、胸闷、出汗。

2. 处理：应立即停止熏洗，让患者平卧休息，盖被保暖，饮用温开水或糖水。

3. 预防：

（1）药浴时，注意温度，及时补充开水，避免饥饿或饱餐后熏洗。

（2）用既通风又保暖的竹席围住熏洗用的盆（桶），上面也用竹席盖住，避免熏蒸时药液蒸气散发过快，防止不透气。

（3）如患者感觉胸闷等不适，应迅速移开上面的竹席，保证透气良好，缓解其胸闷症状。

（4）如果患者出现头晕等，应立即扶患者出浴盆（桶）平卧休息，保暖，饮用温开水或糖水，减轻头晕等不适症状。

八、来源备注：

（一）提供者

潘继萍，瑶族，农民，龙胜各族自治县和平乡小寨村。

（二）收集者

①夏蔚林、黄芳明，龙胜各族自治县中医院。

②王粤湘、彭锦绣、张秀华、农秀明、张衍、陆璇霖、莫逦金，广西中医药大学第一附属医院。

第二节　体针疗法

（**瑶文**：Deih nyeih hlamv　tih sin liaoh fatv

国际音标：Tei³¹ ȵei³¹ ɬam⁵⁴　thi³¹ sin³³ liao³¹ fat⁵⁴）

一、技术操作名称及概述

（一）技术操作名称：体针疗法（瑶文：tih sin liaoh fatv，国际音标：thi³¹ sin³³ liao³¹ fat⁵⁴）

（二）概述：体针疗法（body acupuncture）是在中医基础理论的指导下，应用毫针为针刺工具，通过在人体十二经穴及奇穴进行针刺，以通调营卫气血、调整经络、肝脏功能而达到治疗相关疾病的一种方法。体针疗法是传统针刺医术中最主要、最常用的一种疗法，有完善的中医辨证理论体系为基础，见效快，疗程短，安全绿色，是针刺疗法的主体。[1]

体针疗法的理论依据是刺激感应和传导，历代医家观察到针刺腧穴或一定的部位时，患者会产生酸、麻、胀、重等重要感应，称为针感或得气。

二、沿用时间：200 多年

三、适应症：

中风、脑动脉硬化症、头晕、小儿麻痹、失眠、神经官能症、更年期综合征、面神经麻痹、三叉神经痛、肋间神经痛、神经性头痛、坐骨神经痛、肩周炎、颈椎病、腰椎肥大、腰痛、腰肌劳损、风湿性关节炎、便秘、腹泻、胃痛、呃逆、尿潴留、月经不调、痛经、落枕、湿疹、皮肤瘙痒、牙痛、慢性鼻炎等各种急慢性疾病。

四、禁忌症：

1. 部位禁忌：重要脏器部位不可针，大血管所过之处应禁刺，重要关节部位不宜针刺。

2. 腧穴禁忌：孕妇禁针合谷、三阴交、缺盆以及腹部、腰骶部腧穴，小儿禁针囟门，女子禁针石门。

3. 病情危重预后不良的禁针。

4. 大怒，大惊，过劳，过饥，过渴，醉酒、精神病患者等禁针。

五、操作步骤：

1. 治疗环境的准备：诊室保持整洁，空气新鲜，光线充足。室内温度保持在 22℃—25℃。冬天关门窗，避寒冷与风吹，注意保暖。

2. 用物准备：治疗盘、无菌治疗巾、28 号针、75％的酒精、消毒棉签、手消毒液、利器盒。

3. 患者准备：

（1）核对医嘱：了解患者当前症状、临床表现、既往史、过敏史及针灸皮肤情况，做好解释工作，取得患者的信任与配合。

①黄伟智.辨证体针治疗失眠［J］.世界最新医学信息文摘，2016，16（4）.

（2）取舒适体位：协助患者松开衣着，暴露施灸部位，方便操作，注意保暖。

4. 操作流程：

物品准备—患者准备—取舒适体位、定位—消毒（医者手指、患者针刺部位）—进针、出针、观察—针毕，交代注意事项—整理用物—患者感觉舒服。

（1）定点、定穴：根据骨度分寸法等，用手触摸按压欲针之处，确定穴位。

（2）医者手指消毒：针刺前，将手指洗干净，再用 75％的酒精棉签擦拭，尽量避免手指直接接触针身。

（3）针刺部位消毒：用 75％的酒精棉球从腧穴部位的中心点向外绕圈消毒。

（4）进针：针刺时，力争微痛或无痛刺入，同时需要注意确定针刺的角度、方向和深度。长强穴以 28 号针刺入 1 寸深，施强刺激手法，留针 20 分钟，隔 5 分钟行针 1 次；肾俞、三阴交等穴位针刺，中等刺激，补法或平补平泻法；地机、八髎等穴位以指针按揉 5—6 分钟。注意观察患者的反应，询问患者感受并向患者交代留针过程中要注意保护好施术部位。

（5）出针：出针前要稍捻转针柄，待针下轻松滑利时方可出针。出针时，按照"先上后下，先内后外"的顺序进行，左手持一消毒棉球按压穴位，右手拇指、食指持针柄，捻针退出皮肤，动作要轻柔。出针后，按压针孔片刻，以防出血。

（6）针灸完毕，协助患者整理衣着，整理床单，安排舒适体位，嘱患者休息 15—20 分钟后，方可活动。

（7）整理用物，一次性体针放入利器盒统一销毁。

（8）告知患者，针灸后不要吹凉风，不要用凉水洗治疗处，可用温水洗后，用干毛巾擦干。

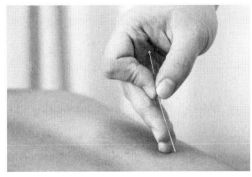

进针

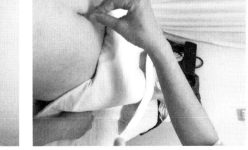

运针

六、注意事项：

（1）患者过饥、过饱、过于疲劳及精神紧张时不宜针刺，体质虚弱者手法宜轻，针数宜少。

（2）小儿囟门未合，头顶部腧穴不宜针刺。

（3）孕妇不宜针刺小腹部，尤其是腰骶部禁针刺。必要时，三阴交、合谷、昆仑、至阴等穴应在医生指导下施用。

（4）有自发性出血或损伤后出血不止，或皮肤感染、瘢痕痛者及肿瘤部位不宜针刺。

七、体针疗法意外的预防及处理：

（一）晕针

1. 表现：在针刺过程中，患者突然出现面色苍白、头晕目眩、心慌气短、出冷汗、胸闷泛恶、脉沉细等现象。严重者会四肢厥冷、神志昏迷、二便失禁等。可能是因患者体质虚弱，精神过度紧张，或劳累、大出汗、大出血后，或饥饿，或体位不适，或手法过重引起。

2. 处理：发生晕针，医生必须镇静，应停止针刺，并将刺入的针取出。使患者平卧，处头低脚高位，松解衣带，注意保暖，给其温开水或糖水饮用。一般休息片刻便能恢复，重者可刺人中、涌泉，灸百会、足三里等穴，必要时进行抢救。

3. 预防：做好解释工作，消除患者的紧张心理，避免在饥饿、虚弱状态下针刺。初次治疗时精神紧张的患者不可重刺激，针数宜少。

（二）滞针

1. 表现：针在穴内捻转、提插，或出针时感到十分涩滞困难，可能是因行针时用力过猛，捻转、提插时指力不均匀，或单向捻转致肌肉纤维缠绕针体，或因患者精神紧张及疼痛而致肌肉痉挛。

2. 处理：停止行针。如因体位移动而致滞针必须缓慢纠正体位，因紧张引起者可延长留针时间，或用手指在邻近部位按揉，或就近加刺一针，以宣散气血，缓解痉挛；因单方向捻转而致者，须向相反方向退转。

3. 预防：做好解释工作，消除患者的紧张心理，避免在饥饿、虚弱状态下针刺，行针时勿用力过猛。

（三）弯针与折针

1. 表现：因进针时用力过猛，提插捻转用力不均匀，或患者突然改变体位，或外物碰压造成弯曲；针体被损伤剥蚀或起针时过快可能会造成折针。

2. 处理：为防止弯针、折针，进针时须指力均匀，进针前应检查针具，留针时体外应留 1/4 针身，便于意外时取出。患者取舒适体位。

3. 预防：做好解释工作，消除患者的紧张心理，帮助患者取舒适体位，叮嘱患者勿突然改变体位。

（四）血肿

1. 出针后，局部呈青紫色或肿胀疼痛。因针刺时损伤小血管，尤其是针尖弯曲带钩更易造成血肿。

2. 处理：微量的渗血或针孔局部的小块青紫，可自行止血和消退；严重者，先冷敷止血后再热敷，以利于瘀血消散。

3. 预防：进针前需检查针具，针刺时尽量避开血管，出针后按压针孔，手法要轻巧。

（五）刺伤重要脏器

1. 表现：如刺伤胸壁和肺脏会出现气胸，刺伤肝、脾、肾脏会造成相应脏器出血，刺伤胆、胃、肠、膀胱等可能造成腹膜炎，刺伤脑脊髓可能危及生命。

2. 处理：应立即采取救治措施。

3. 预防：为防止上述情况发生，首先应熟悉针刺位置，在针刺时要掌握一定的深度和方向。

八、来源备注：

（一）提供者

唐琼，瑶族，富川瑶族自治县富阳镇朝阳村。

（二）收集者

①明新求、陈美红、梁少娟，富川瑶族自治县民族医医院。

②王粤湘、彭锦绣、农秀明、张衍、张秀华、陆璇霖，广西中医药大学第一附属医院。

第三节　艾柱灸疗法

（瑶文：Deih faam hlamv　aix diu jiuh liaoh fatv
国际音标：Tei^{31} faːm^{33} ɬam^{54}　ai^{24} diu^{33} tɕiu^{31} liao^{31} fat^{54}）

一、技术操作名称及概述

（一）技术操作名称：艾柱灸疗法（瑶文：aix diu jiuh liaoh fatv，国际音标：ai^{24} diu^{33} tɕiu^{31} liao^{31} fat^{54}）。

（二）概述：艾柱灸（moxa cone moxibustion）疗法是将纯净的艾绒放到平板上面，用手指搓捏成大小不等的圆锥形艾柱（小者麦粒大，中者半个枣核大，大者半个橄榄大，或制成底径 0.8 厘米、高约 10 厘米的圆锥体），直接或间接地置于腧穴部位或患处，点燃后使之熏烤人体选定的穴位或部位，以达到温通经脉、活血祛瘀、柔筋止痛、保健治病之功效的一种自然疗法。[①] 艾柱灸分直接灸和间接灸两种。直接灸包括瘢痕灸、无瘢痕灸、骑竹马灸、三角灸。间接灸包括隔姜灸等隔数十种物品的灸法，可依据患者情况具体选择应用。

二、沿用时间：170 多年

三、适应症：

1. 骨关节病（肩、颈、腰、腿等）。

2. 妇科疾病（痛经、月经不调、宫寒不孕、乳腺增生等）、更年期综合征。

3. 寒湿症、电脑综合征、慢性疲劳综合征、内分泌失调。

4. 头疼、头晕、感冒、小儿厌食症、遗尿、糖尿病、皮肤病、肝病、高血压等。

四、禁忌症：

1. 颜面部、心前区、大血管和关节活动处不可用。

---

① 沈焕根. 艾柱灸治疗筋痹的体会 [J]. 上海针灸杂志，1984，（4）.

2. 禁灸和慎灸的穴位有睛明、丝竹空、瞳子髎、人迎、经渠、曲泽、委中等。

3. 妇女妊娠期，腰骶部和少腹部不宜用，妇女经期忌灸。

4. 外感热病、阴虚内热、阴液不足及邪热炽盛的病人一般不宜施灸。

5. 极度疲劳，过饥，过饱，酒醉，大汗淋漓，情绪不稳，对灸法恐惧者慎灸。

6. 某些传染病，高热、昏迷、抽风期间，或身体极度衰竭、形瘦骨突处等忌灸。

7. 儿童、有精神障碍和感觉迟钝者忌灸。

五、操作步骤：

1. 治疗环境的准备：诊室保持整洁，空气新鲜，光线充足。室内温度保持在 22℃—25℃。冬天关门窗，避寒冷与风吹，注意保暖。

2. 用物准备：治疗盘、艾绒、镊子、火柴、酒精灯、弯盘、纱布。

3. 患者准备：

（1）核对医嘱：了解患者当前症状、临床表现、既往史、过敏史及皮肤情况，做好解释工作，取得患者的信任和配合。

（2）取舒适体位：协助患者松开衣着，暴露施灸部位，方便操作，注意保暖。

4. 操作流程：物品准备—患者准备，取舒适体位—定位—放艾柱（将艾绒做成底部平整的三角形或圆柱形放于所选穴位上）—施灸（用火点燃上端，即远离皮肤的一端）—观察，询问患者感觉—除去艾柱（当艾柱燃烧剩 2/5 或 1/4，或患者感觉艾柱熏灸局部皮肤有轻微灼痛感时，立即用镊子将未燃尽的艾柱除去，然后再施第二壮）—每穴及其附近部位施灸 3—5 壮—灸毕（清洁皮肤、擦干）—整理—患者感觉舒服—交代注意事项。

（1）定点、定穴：根据骨度分寸法等，用手按压欲灸之处，确定穴位。

（2）将艾绒做成底部平整、上尖下平的三角形或圆柱形的艾柱，放于所选穴位上（或可隔姜），用火点燃远离皮肤的一端施灸，当患者感觉艾柱熏灸局部有轻微灼痛感时，立即除去艾柱，使患者局部有温热感而无灼痛感为宜，每穴及其附近部位熏灸 3—5 壮。每日灸 1 次，5 次为 1 个疗程。

（3）熏灸完毕，用纱布清洁皮肤，协助患者整理衣着，整理床单，取舒适体位休息。

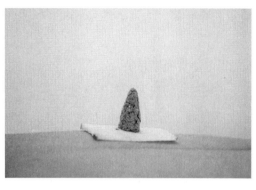

隔姜灸前准备

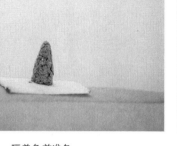

艾柱

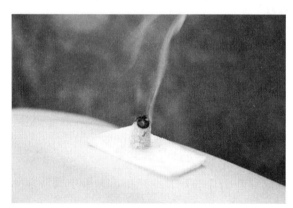

隔姜灸

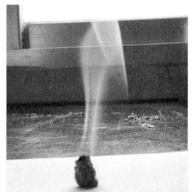

燃烧的艾柱

六、注意事项：

1. 施灸时要调整好患者体位，随时除去燃烧的艾柱。

2. 灸后4小时内不要用冷水洗手或洗澡。

3. 灸后要喝较平常多的温开水（绝对不可喝冷水或冰水），有助于排出体内毒素。

4. 饭后一小时内不宜熏灸；脉搏每分钟超过90次者禁灸；过饥、过饱、酒醉者禁灸。

5. 如施灸局部出现水疱，小水疱可自行吸收；如水疱大，可用消毒针头刺破或用无菌注射器抽出疱内液体，外涂烫伤膏，覆盖无菌纱布，保持干燥，防止感染。

6. 施灸时，遵循施灸顺序：先上部，后下部；先背部，后腹部；先头部，后四肢。要注意施灸穴位、次数先少后多，特殊情况灵活掌握的原则。

7. 施灸时，要避开易燃易爆物品，要注意防止艾柱火掉落灼伤患者或烧坏患者衣服以及诊室被褥等物。施灸结束时注意检查艾柱火是否完全熄灭，防止火灾发生。

七、艾柱灸疗法意外的预防及处理：

（一）晕灸

1. 表现：患者突然出现面色苍白、头晕目眩、心慌气短、出冷汗、胸闷泛恶、脉沉细等现象。严重者会四肢厥冷、神志昏迷、二便失禁等。

2. 处理：

（1）轻度晕灸应迅速停止施灸，将患者扶至空气流通处。嘱患者抬高双腿，头部放低（不用枕头），静卧片刻即可。如患者仍感不适，给予温热开水或热茶饮服。

（2）重度晕灸应立即停灸并使患者平卧，如情况紧急，可令其直接卧于地板上。必要时，配合施行人工呼吸，注射强心剂及针刺水沟、涌泉等穴。

3. 预防：主要针对有猜疑、恐惧心理者，灸时出现哭笑、惊叫、颤抖、躲避、肌肉痉挛并伴有瞳孔、血压、呼吸、心跳、皮温、面色、出汗等植物神经系统和内分泌功能改变者，均可预先作心理预防，以避免出现晕灸等不良反应。在施灸过程中，一旦患者有先兆晕灸症状，应立即处理。灸疗结束后，最好能嘱患者在诊室休息5—10分钟后再离开，以防晕灸现象发生，或出现状况能及时处理。

（二）灸疗过敏

1. 表现：以过敏性皮疹最为常见，表现为局限性（穴位周围区域）的红色小疹，或全身性的风团样丘疹，患者往往浑身发热，瘙痒难忍，重者可能伴有胸闷、呼吸困难，甚至面色苍白、大汗淋漓、脉象细微等症状。

2. 处理：局部或全身过敏性皮疹，一般于停止艾柱灸后几天内自然消退。在此期间患者宜用抗组织胺、维生素C等药物，多饮水，可采用绿豆汤送小檗碱。如兼有发烧、奇痒、口干、烦躁不安等症状时，可适当使用皮质类激素，如强的松，每日服20—30毫克，或用中药凉血消风方剂。当表现为面色苍白、大汗淋漓、脉象细微时，除肌肉注射抗组织胺药物外，可肌注或静注肾上腺素，必要时，注射肾上腺皮质激素等药物。

3. 预防：

（1）灸前应仔细询问患者病史，了解其有无过敏史，特别是对艾叶有无过敏史。有穴位注射过敏史者，应慎用艾柱灸疗法。

（2）艾柱灸过程中，如出现过敏反应先兆时，应立即停止使用艾柱灸疗法。

（三）皮肤烫伤

1. 表现：皮肤发红或出现水疱、皮损。

2. 处理：保持皮肤清洁，局部涂以烫伤膏（油）。如施灸局部出现小水疱，待其自行吸收；如出现大水疱，可用消毒针头刺破或用无菌注射器抽出疱内液体，外涂烫伤膏，覆盖无菌纱布，保持干燥，预防感染。

3. 预防：直接灸时，艾柱不宜做得过大，注意观察患者的感受，当患者感觉艾柱熏灸局部有轻微灼痛感时，立即除去艾柱，使患者局部有温热感而无灼痛感为宜。

八、来源备注：

（一）提供者

唐玉娥，瑶族，农民，富川瑶族自治县柳家乡大田村。

（二）收集者

①明新求、陈美红，富川瑶族自治县民族医医院。

②王粤湘、彭锦绣、农秀明、张衍、张秀华、陆璇霖，广西中医药大学第一附属医院。

第四节　针挑疗法

（**瑶文**：Deih feix hlamv　sin zeix liaoh fatv

国际音标：Tei³¹ fei³³ ɬam⁵⁴　sin³³ tsei²⁴ liao³¹ fat⁵⁴）

一、技术操作名称及概述

（一）技术操作名称：针挑疗法（瑶文：sin zeix liaoh fatv，国际音标：sin³³ tsei²⁴ liao³¹ fat⁵⁴），又称挑治疗法。

（二）概述：针挑疗法（needle - picking therapy）是在利用植物长刺挑治疾病的基础上发展起来的，是用三棱针或银针在身体患处或特定部位进行挑刺，挑断或挑出皮下纤维，依病情需要在局部加以拔罐，使之尽可能出血，以消除邪毒，损盈调虚，从而调整身体盈亏失衡以治疗疾病的一种方法。[①]

二、沿用时间：300 多年

三、适应症：

1. 呼吸系统疾病：支气管炎、支气管哮喘。

2. 消化系统疾病：慢性胃炎、胃及十二指肠溃疡、胃下垂。

3. 神经系统疾病：中风、小儿脑瘫。

4. 骨关节系统疾病：坐骨神经痛、关节痛。

5. 妇科系统疾病：月经不调、原发性痛经、带下病等。

6. 儿科疾病：百日咳、小儿疳积。

7. 皮肤病：神经性皮炎、荨麻疹等。

四、禁忌症：

1. 合并有出血性疾病或有出血倾向患者慎用。

2. 严重的心脏病患者不宜使用，如必要时，不宜强刺激。

3. 精神紧张、过劳、过饱、过饥、酗酒、大渴、大汗者禁用。

4. 孕妇不宜用，经期慎用。

5. 疤痕体质、皮肤破损处不宜用。

五、操作步骤：

1. 治疗环境的准备：诊室保持整洁，空气新鲜，光线充足。室内温度保持在 22℃—25℃。冬天关门窗，避寒冷与风吹，注意保暖。

2. 用物准备：皮肤消毒液（或 75％的酒精）、消毒棉签，三棱针或银针（瓦片），根据病情和部位备竹罐、火柴（或打火机）、棉片，有条件的备 2％的利多卡因注射液、消毒手套、一次性无菌有孔治疗巾等。

3. 患者准备：

（1）核对医嘱：了解患者当前症状、临床表现、既往史、过敏史及皮肤情况，做好解释工作，取得患者的信任和配合。

[①]钟丽雁，李凤珍，梁艳，等.瑶医针挑疗法治疗类风湿关节炎的规范化研究［J］.中国民族民间医药，2013（1）.

（2）取舒适体位：协助患者松开衣着，暴露针挑部位，方便操作，注意保暖。

4. 操作流程：物品准备—患者准备—定位—消毒—针挑—观察（如感不适即可停止）—针挑毕（拔罐，消毒皮肤）—整理—交代注意事项。

（1）定点、定穴：根据骨度分寸法等，用手按压欲针之处，确定穴位。

（2）常规消毒所选取的穴位局部皮肤、针挑针具、术者手指。

（3）用2%的利多卡因注射液在挑点处皮下注射一小皮丘，铺无菌孔巾。术者戴无菌手套，左手拇指、食指绷紧或捏起针挑部位皮肤，右手拇指、食指、中指合拢持针，露出针尖1—2厘米，迅速刺入挑点部位所需的深度并挑刺，挑（割）断或挑出皮下纤维。关元、中极、中脘直刺，肾俞、脾俞提捏进针斜向脊柱，足三里、三阴交、血海、丰隆、太冲依据经络循行刺入。每次选择1—3穴，每5—7天1次，4次为1个疗程。

（4）在挑点局部加以挤压或拔罐5—10分钟，使之尽可能出血。

（5）拔罐完毕，挑点穴位局部皮肤给予常规消毒。协助患者整理衣着，整理床单，安排舒适体位。嘱患者休息30分钟后方可活动，针挑后6—8小时内局部禁沾水。

六、注意事项：

1. 严格无菌操作，防止感染。针挑时操作要轻、准、迅速。

2. 针挑后局部出现酸、麻、胀、痛的感觉是正常的，是刺激穴位后针感得气的反应。体质较柔弱或局部经脉不通者更明显，持续时间一般为2—7天。

3. 针挑后6—8小时内局部禁沾水，不影响正常的活动。

4. 局部出现微肿、胀痛或青紫现象是个体差异的正常反应，是由于局部血液循环较慢，或局部组织反应所致，一般7—10天即能缓解，不影响疗效。

5. 体型偏瘦者或脂肪较薄的部位，因穴位浅，针挑后可能出现局部小硬节，不影响疗效，一般1—3个月可完全吸收。

6. 女性在经期、妊娠期等特殊生理时期尽量不针挑，对于月经量少或处于行经后期的患者，可由医生视情况而定是否针挑。

7. 皮肤局部有感染或有溃疡时不宜针挑。肺结核活动期、骨结核、严重心脏病、疤痕体质及有出血倾向者等均不宜使用此法。

8. 针挑后宜避风寒、调情志，以清淡饮食为主，忌烟酒、海鲜及辛辣刺激的食物。

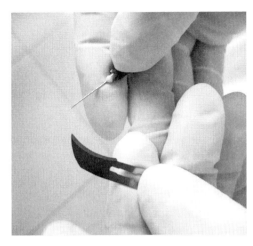

针具

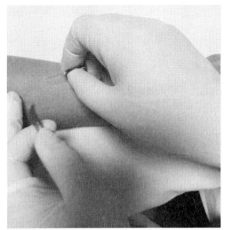

进针前

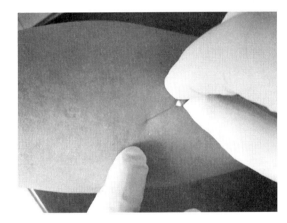

进针

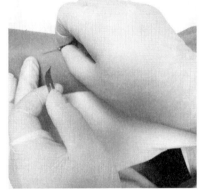

进入皮肤

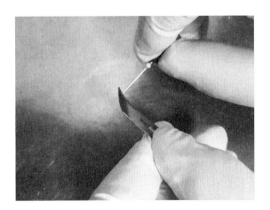

割皮下纤维

七、针挑疗法意外的预防及处理：

（一）晕针

1. 表现：在针挑过程中，患者突然出现面色苍白、头晕目眩、心慌气短、出冷汗、胸闷、脉沉细等现象。严重者会出现四肢厥冷、神志昏迷、二便失禁等。可能是因患者体质虚弱，精神过度紧张，或劳累、大出汗、大出血后，或饥饿，或体位不适，或手法过重引起。

2. 处理：立即停止操作。让患者平卧，处头低脚高位，松解衣带，注意保暖，给予温开水或糖水饮用，一般休息片刻便能恢复。重者可刺人中、涌泉，灸百会等穴，必要时配合急救处理。

3. 预防：做好解释工作，消除患者紧张心理，避免在饥饿、虚弱的状态下针刺。

（二）针眼出血

1. 出针后，局部呈青紫色或肿胀疼痛。因针刺时损伤小血管，尤其是针尖弯曲带钩。

2. 处理：微量的渗血或针孔局部小块青紫，可自行消退。严重者，予压迫止血，止血后先冷敷，24 小时后再热敷，以利于瘀血消散，必要时使用止血药。

3. 预防：为预防形成血肿，进针前需检查针具，并尽量避开血管，出针后按压针孔，手法要轻巧。

（三）针眼感染

1. 表现：少数病人因治疗中无菌操作不严或针眼保护不好，造成感染。一般在治疗后 3—4 天出现局部红肿、疼痛加剧，可能伴有发烧。

2. 处理：应予局部热敷及抗感染处理。

3. 预防：严格无菌操作，针挑后 6—8 小时内局部禁沾水。

（四）神经损伤

1. 表现：感觉神经损伤，会出现神经分布区皮肤感觉障碍；运动神经损伤，会出现所支配的肌肉群瘫痪，如损伤了坐骨神经、腓神经，会引起足下垂和足拇指不能背屈。

2. 处理：如发生此种现象，应及时出针，并给予适当处理。

3. 预防：针挑时操作要轻，取穴要准，尽量避开血管、神经部位。

八、来源备注：

（一）提供者

宋敬代，瑶族，农民，富川瑶族自治县富阳镇朝阳村。

（二）收集者

①明新求、陈美红，富川瑶族自治县民族医医院。

②王粤湘、彭锦绣、农秀明、张秀华、张衍、陆璇霖，广西中医药大学第一附属医院。

第五节　湿敷疗法

（瑶文：Deih hngz hlamv　ndorn nitv liaoh fatv

国际音标：Tei^{317} n$_z$^{231} ɬam^{54}　dɔn^{33} nit^{54} liao^{31} fat^{54}）

一、技术操作名称及概述

（一）技术操作名称：湿敷疗法（瑶文：ndorn nitv liaoh fatv，国际音标：dɔn^{33} nit^{54} liao^{31} fat^{54}）。

（二）概述：湿敷疗法（moisten compress therapy）是指中药煎汤后，用纱布蘸药汤敷于患处的一种外治法，古称溻渍法。湿敷疗法是中药熏洗疗法的一种，不仅用于外科，亦被用来治疗多种内科疾病。[1] 药物经肌腠毛窍、脏腑，通经贯络，作用于全身，通过疏通气血、软坚散结、祛风止痒等而达到治疗的目的。[2][3]

二、沿用时间：300 多年

三、适应症：

1. 皮肤病：麻疹、热病斑疹、湿疹、疮疡、丹毒。

2. 泌尿系疾病：尿血、血淋、血痢、烧伤。

---

①历建萍. 中药溻渍的应用研究 [J]. 长春中医药大学学报，2011，27（6）.

②李治牢，王志坚. 中药溻渍法在皮肤病中的应用：附 750 例疗效分析 [J]. 陕西中医函授，1994，12（6）.

③杨焕杰，吕培文，丁毅，等. 中医辨证外治 5 法治疗糖尿病足溃疡 [J]. 北京中医药，2008，27（9）.

3. 妇科疾病：阴道炎、宫颈炎、宫颈糜烂。

四、禁忌症：

1. 宫颈肥大、宫颈囊肿、宫颈息肉、子宫颈管炎、宫颈外翻、宫颈鳞状上皮化生。

2. 宫颈癌及癌前病变者，由滴虫、霉菌、性病（淋球菌）、结核杆菌、病毒所致的炎症。

3. 合并有心血管、肝、肾和造血系统等严重原发性疾病。

4. 精神病患者。

五、操作步骤：

（一）操作前准备

1. 治疗环境的准备：诊室保持整洁，空气新鲜，光线充足。室内温度保持在 22℃—25℃。冬天关门窗，避寒冷与风吹，注意保暖。

2. 用物准备：复方紫草油、纱布球、一次性产垫、0.5％的碘伏冲洗液、窥阴器、无菌手套、长镊子等。

3. 患者准备：

（1）核对医嘱：了解患者当前症状、临床表现、既往史、过敏史，嘱患者排空大小便。做好解释工作，取得患者的信任和配合。

（2）取舒适体位：协助患者取舒适体位（宫颈湿敷取膀胱截石位），暴露湿敷部位，方便操作，注意保暖。

（二）操作流程

物品准备—患者准备、取舒适体位—定位—清洁患处（宫颈湿敷消毒外阴）—药物湿敷—观察（如感不适即可停止）—药物湿敷毕—清洁、整理—交代注意事项。

体表部位湿敷参照中医湿敷法。宫颈湿敷具体如下：

（1）在患者臀部下垫上一次性产垫。

（2）把配制好的复方紫草油倒入碗内，用纱布球沾湿紫草油。

（3）带手套，用 0.5％的碘伏冲洗液冲洗消毒外阴部。

（4）润滑窥阴器，左手持窥阴器，分开小阴唇前端，纵行 45 度角进入阴道，旋转窥阴器放平，撑开阴道，暴露宫颈，左手固定窥阴器。

（5）用妇科棉签蘸 0.5％的碘伏冲洗液擦洗阴道、宫颈，再用妇科干棉签擦净。

（6）用长镊子将沾湿紫草油的纱布球轻轻纳入阴道深部或宫颈处，退出窥阴器。

（7）操作完毕，嘱患者平躺，勿随意活动。

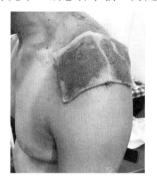
肩部湿敷

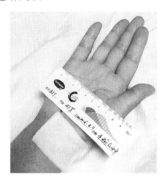
手部湿敷

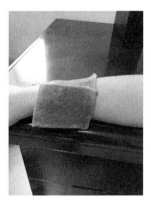
腕部湿敷

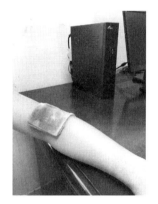
肘部湿敷

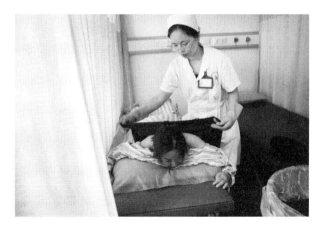
背部湿敷

六、注意事项：

1. 向患者耐心解释，说明药物湿敷是无痛的，以消除患者的紧张心理，放松心情，配合治疗。

2. 局部用药一定要注意清洁干净，在清洁环境下最好采用暴露疗法湿敷治疗。

3. 用药后局部出现皮疹等过敏表现者应停用。

七、湿敷疗法意外的预防及处理：

过敏反应：皮肤出现皮疹、瘙痒。

处理：立即停用，严重时使用抗过敏药物。

预防：第一次使用时，应该以少量药液涂抹皮肤测试一下。

八、来源备注：

（一）提供者

义凤聪，汉族，农民，富川瑶族自治县麦岭桐木宅村。

（二）收集者

程先明、梁少娟、蒋贞贞，富川瑶族自治县民族医医院。

第六节　熏洗疗法

（瑶文：Deih luoqc hlamv　kangx nzaox liaoh fatv

国际音标：Tei³¹ luo¹² ɬam⁵⁴　khaŋ²⁴ dzao²⁴ liao³¹ fat⁵⁴）

一、技术操作名称及概述

（一）技术操作名称：熏洗疗法（瑶文：kangx nzaox liaoh fatv，国际音标：khaŋ²⁴ dzao²⁴ liao³¹ fat⁵⁴）。

（二）概述：熏洗疗法（fumigation therapy）最早记载于东汉张仲景所著的《金匮要略》。它是利用中药煎汤煮沸后，趁热在患部熏蒸、淋洗和浸浴的方法，或借助药物燃烧或加热后产生的烟雾或药物本身散发的物质治病的方法。[1][2]　通过熏洗，药物经黏膜、皮肤吸收，发挥药效，可起到改善局部血液、淋巴循环，起到疏通腠理、祛风除湿、清热解毒、消肿、杀虫止痒的作用，并刺激局部神经末梢，消除病灶，达到治愈疾病的目的。熏洗法可用于全身治疗，也可用于局部治疗。

二、沿用时间： 180 多年

三、适应症：

1. 皮肤疾病：皮炎、皮癣、皮肤疮疡、皮肤瘙痒、湿疹、黄褐斑、青春痘。

2. 眼科疾病：目赤肿痛。

3. 妇科疾病：痛经、闭经、阴痒、带下。

4. 骨关节疾病：关节炎、筋骨疼痛、韧带撕裂。

5. 上呼吸道疾病：感冒。

6. 其他：肛门疾病、身体疲劳等。

四、禁忌症：

1. 急性传染病、恶性肿瘤、癫痫、严重心脑血管疾病、高血压、局限性脓肿。

2. 饥饿、饱餐、高热大汗、过度疲劳、年老体弱、贫血、极度虚弱者。

3. 妇女经期、妊娠期禁用坐浴。

4. 感觉迟钝、精神病患者。

五、操作步骤：

（一）操作前准备

1. 治疗环境的准备：诊室保持整洁，空气新鲜，光线充足。室内温度保持在 22℃—25℃。冬天关门窗，避寒冷与风吹，注意保暖。

2. 用物准备：治疗盘、药液、座椅、熏洗盆、水温计、浴巾、一次性塑料

---

①柯敏辉，郑鸣霄.论中药熏洗在脱肛病治疗中的运用［J］.辽宁中医药大学学报，2012，14（12）.
②戴卫波，梅全喜，金世明.论葛洪《肘后备急方》对熏洗疗法的贡献［J］.时珍国医国药，2013，24（10）.

薄膜，必要时备屏风等。

3. 患者准备：

（1）核对医嘱：评估患者主要症状、临床表现、既往史及药物过敏史，患者体质和熏洗部位皮肤情况及胎、产、经、带情况，做好解释工作，向患者说明本法有关知识和注意事项，取得患者的信任和配合，使患者树立信心和安全感。

（2）取舒适体位：协助患者坐在座椅上，暴露熏洗部位，方便操作，注意保暖。

（二）操作流程

物品准备—患者准备—药液准备—患者坐入熏洗盆内的座椅上，先熏后泡洗—观察（如感不适即可停止）—洗毕（清洁皮肤）—整理—交代注意事项。

（1）将适量药液倒入熏洗盆内，测温度，一般在80℃左右。

（2）根据患者对热的耐受度，取合适的距离熏蒸，药液偏凉时，随时更换。

（3）药液温度下降至患者可耐受程度（38℃—40℃）时，协助患者坐入熏洗盆内洗浴，熏洗时间为15—30分钟。据病情需要确定洗浴次数和疗程，如产后身痛，每日1次（局部熏洗可每日1—3次），10次为1个疗程。

（4）熏洗完毕，清洁、擦干皮肤，协助患者穿衣，取舒适体位休息。

（5）告知患者熏洗后的注意事项。

六、注意事项：

1. 熏洗时要掌握好药液与所熏洗部位的距离，药温不宜过热，以防烫伤。对老年、感觉迟钝患者，洗浴水温要控制在38℃—40℃。

2. 熏洗部位需用一次性塑料薄膜或大浴巾罩住，避免药液蒸气泄漏，以使蒸气集中于熏洗部位。

3. 在伤口部位熏洗时，严格执行无菌操作。除内服和洗眼液外，应注意防止药液进入口、眼、鼻内。

4. 饥饿时、饭后30分钟、高热大汗、严重心血管疾病、出血性疾病、经期、孕妇不宜熏洗。

5. 熏洗时间不宜过长，一般30分钟为宜，熏洗中及熏洗后应适量多饮温开水补充水分，熏洗后局部出现皮疹等过敏表现者应停用。

6. 熏洗结束后交代患者注意保暖，及时擦干汗液，勿吹风和洗冷水。

7. 熏洗结束后所用物品须清洁消毒，用具一人一用一消毒，避免交叉感染。

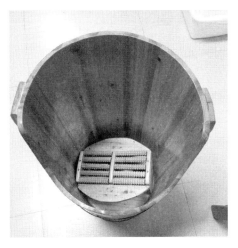

熏洗桶

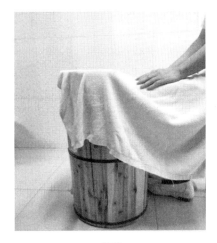

熏蒸

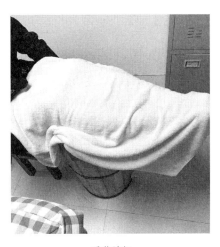

熏蒸膝部

七、熏洗疗法意外的预防及处理：

（一）过敏反应

1. 表现：皮肤出现皮疹、瘙痒。

2. 处理：立即停用，严重时使用抗过敏药物。

3. 预防：第一次使用时，询问过敏史，涂抹少量药液，测试一下。

（二）烫伤

1. 表现：局部皮肤出现水疱。

2. 处理：应避免抓挠，小水疱可自行吸收。如水疱大，可用消毒针头刺破或用无菌注射器抽出疱内液体，并保护创面或遵医嘱涂烫伤膏（油）。

3. 预防：在使用时，注意温度，待到温度适宜方可熏洗。

（三）眩晕、虚脱

1. 表现：头晕、胸闷、出汗。

2. 处理：应立即停止熏洗，平卧休息，盖被保暖，给患者饮用温开水或糖开水。

3. 预防：在使用时，注意温度，熏洗过程中及时补充水分，避免饥饿或饱餐后熏洗。

八、来源备注：

（一）提供者

义凤聪，汉族，农民，富川瑶族自治县麦岭桐木宅村。

（二）收集者

①程先明、梁少娟、蒋贞贞，富川瑶族自治县民族医医院。

②王粤湘、彭锦绣、农秀明、张衍、陆璇霖、张秀华，广西中医药大学第一附属医院。

第七节　梳乳疗法

（瑶文：Deih cietv hlamv　zeix nyox liaoh fatv

国际音标：Tei^{31} tshiet^{54} ɬam^{54}　tsei^{24} ŋo^{24} liao^{31} fat^{54}）

一、技术操作名称及概述

（一）技术操作名称：梳乳疗法（瑶文：zeix nyox liaoh fatv，国际音标：tsei^{24} ŋo^{24} liao^{31} fat^{54}）。

（二）概述：梳乳疗法是把一些中草药水煎外洗乳房后，再以木梳梳理乳房，以治疗乳腺各种疾病以及乳汁缺少的一种方法。[①] 本疗法长期以来在瑶族民间广为运用。它有理气活血、疏通滞塞、排腐生新、散结止痛等作用，且操作简单易行，无副作用，没有痛苦，对急性乳腺炎等乳房疾病疗效较好，患者自己也能操作。

[①]覃迅云，李玉兰，常存库. 瑶医药基础理论与经验整理的意义［J］. 中国医药学报，2004，19（增刊）.

二、沿用时间：150 多年

三、适应症：

乳房胀痛，局部有硬块，积乳、乳汁不通畅。

四、禁忌症：

1. 乳房肿瘤、乳房溃疡、皮肤疮疖、乳腺炎已化脓者。

2. 合并有心血管、肝、肾和造血系统等严重原发性疾病者。

3. 合并有精神病的患者。

五、操作步骤：

（一）操作前准备

1. 治疗环境的准备：诊室保持整洁，空气新鲜，光线充足。室内温度保持在 22℃—25℃。冬天关门窗，避寒冷与风吹，注意保暖。

2. 用物准备：赤芍 20 克、夏枯草 30 克、蒲公英 30 克水煎成外洗液，木梳一把。

3. 患者准备：

（1）核对医嘱：了解患者当前症状、临床表现、既往史、过敏史，做好解释工作，向患者说明本疗法的操作方法和注意事项，取得患者的信任和配合。嘱患者排空大小便。

（2）取舒适体位：协助患者取正坐位，暴露部位，方便操作，注意保暖。

（二）操作流程

物品准备—患者准备，取舒适体位—定位—梳理—熏洗乳房—烤热梳背，轻按乳房硬结—观察（如感不适即可停止）—操作毕（清洁）—整理—交代注意事项。

（1）准备木梳一把，病人正坐，医者右手持木梳，左手将乳房轻轻托起，在患处沿乳腺管分布方向轻轻梳，每次 10—15 分钟。患者也可以自己操作，力度以感觉舒适为宜。

（2）取以上方药，水煎后趁热熏洗乳房，然后用木梳在患乳上轻轻梳 10—15 分钟，或熏洗后嘱患者配合用手牵拉乳头，轻轻向上抖动，每次抖动 100 下，然后将木梳背烤热，轻轻按压乳房硬结处，以感觉患处发紧发胀为宜，再向外侧梳理。每日 3 次。

六、注意事项：

1. 木梳要干净，梳乳时不要用力太大，以免刮伤皮肤。

2. 梳法应沿乳腺管分布方向，不可逆转（用梳子从乳房的根部梳到乳头部位，不要伤到乳头）。

3. 在使用梳乳疗法的同时，配合熏洗、药物外敷等疗法，以求取效更速。

4. 在治疗奶毒时，应保持乳汁通畅，病乳乳汁应挤掉，不宜哺儿。多饮水，保持大便通畅。

5. 乳房肿痛、乳房溃疡、皮肤疮疖、乳腺炎已化脓者不宜用此法。

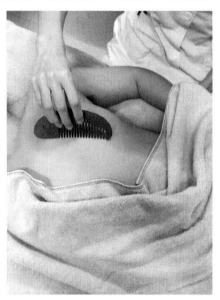

梳乳

七、梳乳疗法意外的预防及处理：

过敏反应、烫伤。

表现：皮肤出现皮疹、瘙痒、烫伤。

处理：立即停用，严重时使用抗过敏药物、烫伤药。

预防：第一次使用时，注意观察用药反应，熏洗前测试温度。

八、来源备注：

（一）提供者

吴高娥，瑶族，村医，恭城瑶族自治县恭城镇廖洞村。

（二）收集者

①黄卉，恭城瑶族自治县恭城镇太平街一巷 26 号。

②王粤湘、彭锦绣、农秀明、彭锦芳、张衍、张秀华，广西中医药大学第一附属医院。

第八节　推拿疗法

（瑶文：Deih betv hlamv　tui naengx liaoh fatv

国际音标：Tei³¹ pet⁵⁴ ɬam⁵⁴　thui³³ nɛŋ²⁴ liao³¹ fat⁵⁴）

一、技术操作名称及概述

（一）技术操作名称：推拿疗法（瑶文：tui naengx liaoh fatv，国际音标：thui³³ nɛŋ²⁴ liao³¹ fat⁵⁴）。

（二）概述：推拿疗法（massage therapy）又称按摩，是以中医理论为指导，运用一指禅等各种手法作用于人体体表选定部位或特定穴位的一种治疗方法。[①]推拿疗法通过疏通全身经络、调理脏腑气血，达到预防和治疗疾病的目的，常用于治疗绝经前后诸证、便秘等疾病。

二、沿用时间：150 多年

三、适应症：

绝经前后诸证，如失眠、疲乏无力、情绪不稳。

四、禁忌症：

1. 合并有心血管、肝、肾和造血系统等严重原发性疾病者。

---

①高鹏翔. 中医学：第 8 版［M］. 北京：人民卫生出版社，2013.

2. 合并有精神病的患者。

五、操作步骤：

（一）操作前准备

1. 治疗环境的准备：诊室保持整洁，空气新鲜，光线充足。室内温度保持在 22℃—25℃。冬天关门窗，避寒冷与风吹，注意保暖。

2. 用物准备：大毛巾。

3. 患者准备：

（1）核对医嘱：了解患者当前症状、临床表现、既往史、过敏史，做好解释工作，取得患者的信任。嘱患者排空大小便。

（2）取舒适体位：协助患者取舒适体位，暴露部位，方便操作，注意保暖。

（二）操作流程

物品准备—患者准备—腹部手法—腰背部手法—观察（如感不适即可停止）—手法毕（清洁）—整理—交代注意事项。

（1）推拿腹部手法

①选穴：膻中、中脘、气海、关元、中极。

②操作：患者仰卧位，医者坐其右侧，用右手一指禅推法分别施治于膻中、中脘、气海、关元、中极，每穴 2—3 分钟，接着用顺时针揉摩法施治于胃脘部及下腹部，分别为 15 分钟。便秘者，按压下腹部并由近心端到远心端做环形按摩至肛门发胀为止。

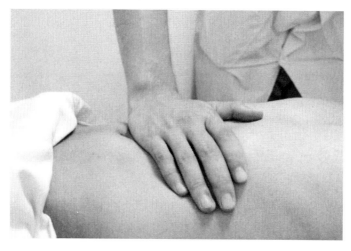

按压下腹部

（2）推拿腰背部手法

①选穴：厥阴俞、膈俞、肝俞、脾俞、肾俞、命门、背部督脉、背部膀胱经第一侧线。

②操作：患者取俯卧位，术者坐或立于其体侧，用右手一指禅推法或拇指按揉法施治于上述穴位，每穴 2 分钟，然后用小鱼际擦法擦背部督脉、背部膀胱经第一侧线、肾俞、命门，以透热为度。

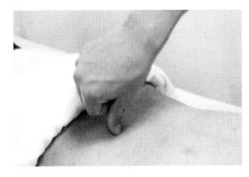
一指禅推法

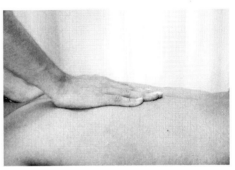
小鱼际擦法

六、注意事项：

1. 推拿时不能用力太大，术者指甲要修磨平齐，以免损伤患者皮肤或造成患者不适。

2. 患严重心脑血管疾病者不宜用此法。

3. 推拿治疗中注意保暖，治疗后及时擦干汗液，2 小时内勿吹风和洗冷水。

七、推拿疗法意外的预防及处理：

皮肤擦伤。

表现：皮肤发红或出现破损。

处理：避开皮肤破损处，局部涂以消炎药预防感染。

预防：推拿时要掌握好力度。

八、来源备注：

（一）提供者

石慧碧，瑶族，医生，恭城瑶族自治县西岭镇新合村。

（二）收集者

①潘亚娟，恭城瑶族自治县恭城镇太平街一巷 26 号。

②王粤湘、彭锦绣、张秀华、农秀明，广西中医药大学第一附属医院。

第九节　火攻疗法

（**瑶文**：Deih juov hlamv　douz jom liaoh fatv

国际音标：Tei³¹ tɕuo⁵⁴ ɬam⁵⁴　tou²³¹ jom³³ liao³¹ fat⁵⁴）

一、技术操作名称及概述

（一）技术操作名称：火攻疗法（瑶文：douz jom liaoh fatv，国际音标：tou²³¹ jom³³ liao³¹ fat⁵⁴）[1][2]。

（二）概述：火攻疗法（fire therapy）是用加工炮制的药枝，点燃药枝并熄灭明火后隔着两层牛皮纸或用牛皮纸包裹间接灸患者皮肤，以余热刺激选定的穴位以达到治病目的一种方法。[3] 火攻疗法具有温阳补虚、祛除寒气的作用，用以治疗脾肾阳虚诸证等疾病。

二、沿用时间：150 多年

三、适应症：

脾肾阳虚诸证，如腹泻、关节痛等。

四、禁忌症：

1. 合并有心血管、肝、肾等严重原发性疾病者。

2. 合并有精神病的患者。

---

①陆廷信，潘文斌，王丽荣. 瑶医火攻疗法治疗脾肾阳虚型腹泻型 IBS30 例 [J]. 中国中医药现代远程教育，2015，13（1）.

②周哲屹，卢昌均，刘国成，等. 瑶医神火灸治疗缺血性脑卒中的临床疗效及对炎性因子的影响 [J]. 中西医结合心脑血管病杂志，2016，14（2）.

③覃迅云，李玉兰，常存库. 瑶医药基础理论与经验整理的意义 [J]. 中国医药学报，2004，19（增刊）.

五、操作步骤：

（一）操作前准备

1. 治疗环境的准备：诊室保持整洁，空气新鲜，光线充足。室内温度保持在 22℃—25℃。冬天关门窗，避寒冷与风吹，注意保暖。

2. 用物准备：药枝、酒精灯、火柴、牛皮纸。

3. 患者准备：

（1）核对医嘱：了解患者当前症状、临床表现、既往史、过敏史，做好解释工作，取得患者的信任。嘱患者排空大小便。

（2）取舒适体位：协助患者取舒适体位，暴露部位，方便操作，注意保暖。

（二）操作流程

物品准备—患者准备—火攻疗法—观察（如感不适即可停止）—疗法毕—整理—交代注意事项。

1. 选穴：脾俞、肾俞、命门、大肠俞、天枢、关元、足三里、中脘、气海、中极、阿是。

2. 操作：患者取舒适体位，医者位于其右侧，取酒精灯并点燃，用右手紧握一根 15—20 厘米长的药枝，把药枝的一端放在酒精灯上燃烧。熄灭明火后，把燃着暗火的药枝在患者身上所选的穴位进行点灸。顺序是先灸背部后腹部，先灸头身后四肢，依次进行。每个穴位点灸 8—10 次。每日 1 次，4 周为 1 个疗程。

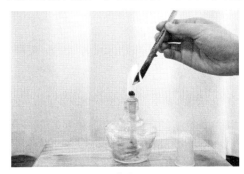
点火

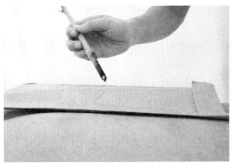
点灸

六、注意事项：

1. 点灸前注意熄灭明火，以免烫伤皮肤，造成病人不适。

2. 患有严重心脑血管疾病者、癫痫和精神疾病患者不宜用此法。

七、火攻疗法意外的预防及处理：

皮肤烫伤。

表现：皮肤发红或出现水疱。

处理：皮肤保持清洁，局部涂以烫伤膏（油），预防感染。

预防：火力不要太大，注意熄灭明火，局部点灸时药枝停留时间不宜过长。

八、来源备注：

（一）提供者

黄玉英等，瑶族，医生，金秀瑶族自治县金秀镇。

（二）收集者

彭锦绣、王粤湘、农秀明、张秀华，广西中医药大学第一附属医院。

第十节 药灸疗法

（**瑶文**：Deih ziepc hlamv ndien jiu liaoh fatv

国际音标：Tei^{31} tsiep^{13} ɬam^{54} dien^{3} tɕiu^{33} liao^{31} fat^{54}）

一、技术操作名称及概述

（一）技术操作名称：药灸疗法（瑶文：ndien jiu liaoh fatv，国际音标：dien^{3} tɕiu^{33} liao^{31} fat^{54}）。

（二）概述：药灸疗法（drug moxibustion therapy）是利用采制的药条直接灸疗，一般是用浸泡有药物的苎麻线点燃后的余热施治于选定部位和穴位的一种方法。[1] 作用为温阳补虚、活血散瘀、祛风除湿、舒筋活络、止痛，可治疗风湿性关节炎、腰腿疼等疾病。

---

[1] 覃迅云，李彤. 中国瑶医学 [M]. 北京：民族出版社，2001.

二、沿用时间：150 多年

三、适应症：

关节痛等痛症。

四、禁忌症：

1. 合并有心血管、肝、肾等严重原发性疾病者。

2. 合并有精神病的患者。

五、操作步骤：

（一）操作前准备

1. 治疗环境的准备：诊室保持整洁，空气新鲜，光线充足。室内温度保持在 22℃—25℃。冬天关门窗，避寒冷与风吹，注意保暖。

2. 用物准备：苎麻条、酒精灯、火柴。

3. 患者准备：

（1）核对医嘱：了解患者当前症状、临床表现、既往史、过敏史，做好解释工作，取得患者的信任。嘱患者排空大小便。

（2）取舒适体位：协助患者取舒适体位，暴露部位，方便操作，注意保暖。

（二）操作流程

物品准备—患者准备—药灸疗法—观察（如感不适即可停止）—疗法毕—整理—交代注意事项。

1. 选穴：梁丘、委中、阴陵泉、阳陵泉、丰隆、承山、太冲、内庭、关元、足三里、中脘、气海、中极、阿是。

2. 操作：患者取舒适体位，医者位于其右侧，取酒精灯并点燃，用右手掌握一根 15—20 厘米长的苎麻条，把苎麻条的一端放在酒精灯上燃烧。熄灭明火后，把燃着暗火的苎麻条一端在患者身上所选部位进行品字形点灸，在所选穴位上进行穴位灸。顺序是先灸背部后腹部，先灸头身后四肢，依次进行。每个部位（穴位）灸 3—5 壮。每日 1—2 次，7 天为 1 个疗程。

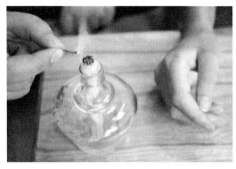
点火

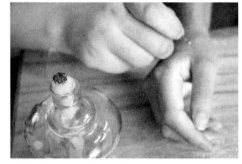
点灸

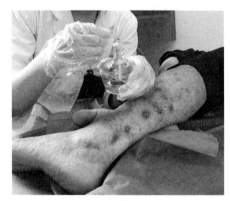
下肢灸

六、注意事项：

1.点灸前注意熄灭明火，以免烫伤皮肤，造成病人不适。

2.有严重心脑血管疾病、癫痫和精神疾病患者不宜用此法。

七、药灸疗法意外的预防及处理：

皮肤灼伤。

表现：皮肤发红或出现水疱。

处理：皮肤保持清洁，局部涂以烫伤膏（油），预防感染。

预防：注意熄灭明火，局部灼灸时苎麻条停留时间不宜过长。

八、来源备注：

（一）提供者

黄玉英等，瑶族，医生，金秀瑶族自治县金秀镇。

（二）收集者

王粤湘、彭锦绣、农秀明、张秀华，广西中医药大学第一附属医院。

第十一节　刮痧疗法

（瑶文：Deih ziepc yetc hlamv　guinv sa liaoh fatv

国际音标：Tei^{31} tsiep^{13} jet^{54} ɬam^{54}　kuin^{54} sa^{33} liao^{31} fat^{54}）

一、技术操作名称及概述

（一）技术操作名称：刮痧疗法（瑶文：guinv sa liaoh fatv，国际音标：kuin^{54} sa^{33} liao^{31} fat^{54}）。

（二）概述：刮痧疗法（scrapping therapy）是用布包裹熟鸡蛋白和银镯子，并利用银镯子侧边缘光滑部分在病人特定的部位皮肤进行反复刮动，起到疏通经络、祛风散寒、退热、止痛、祛痧、解毒的作用，以治疗发热、痧症等疾病的一种治疗方法。由于主要用于痧症的治疗而称为刮痧。刮痧疗法还可选用瓷碗、铜钱、牛角等钝缘器皿蘸上油（桐油或菜油）或清水、药液等润滑剂后刮磨患者皮肤以治疗疾病。刮痧疗法又可细分为刮痧法、撮痧法和挑痧法3种。[①]

二、沿用时间：150多年

三、适应症：

发热、中暑、感冒、疳积、痛症、痹症等痧症疾病。

四、禁忌症：

1. 合并有心血管、肝、肾等严重原发性疾病者。

2. 合并有精神病的患者。

3. 传染性皮肤病、局部皮肤有破损和包块，如疖肿、溃疡、瘢痕等。

4. 妇女妊娠期。

---

①覃迅云，李玉兰，常存库.瑶医药基础理论与经验整理的意义［J］.中国医药学报，2004，19（增刊）.

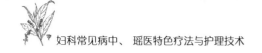

5. 过饱或过饥以及对本法有恐惧者。

五、操作步骤：

（一）操作前准备

1. 治疗环境的准备：诊室保持整洁，空气新鲜，光线充足。室内温度保持在 22℃—25℃。冬天关门窗，避寒冷与风吹，注意保暖。

2. 用物准备：银手镯、鸡蛋、橙子叶、柚子叶、手巾、刮痧板、润滑油。

3. 患者准备：

（1）核对医嘱：了解患者当前症状、临床表现、既往史、过敏史，做好解释工作，取得患者的信任。嘱患者排空大小便。

（2）取舒适体位：协助患者取舒适体位，暴露部位，方便操作，注意保暖。

（二）操作流程

物品准备—患者准备—刮痧疗法—观察（如感不适即可停止）—疗法毕—整理—交代注意事项。

1. 选刮痧部位：常选用额头、脖子、胸前以及后背部位等。

2. 操作：将橙子叶、柚子叶等叶子和一个鸡蛋煮水，待鸡蛋煮熟，取一块手巾，把银手镯放在手巾上面，把鸡蛋白（不要蛋黄）碾碎放在手镯里面包好，用银手镯的侧边去刮额头、脖子、胸前以及后背等部位。刮痧时由内向外，由上往下刮。顺序是先刮背部后胸前，先刮头身后四肢，依次进行。每个部位刮3—5次，至皮肤出现暗红色瘀点或瘀斑即可。每3—5日1次。

六、注意事项：

1. 刮痧时要按顺序刮动，调试好温度，用力要均匀，不可用暴力，并根据病人的反应情况随时调整接触的频率和力度，以病人能耐受为度，以达到皮下紫黑（痧斑、痧痕形成）为止，以免引起疼痛或烫伤、刮伤皮肤，造成病人不适。

2. 有严重心脑血管疾病、出血性疾病、肿瘤、癫痫和精神疾病患者等不宜用此法。

3. 有传染性皮肤病的患者不宜用此法，有局部皮肤破损和包块等的患者，不宜在破损和包块部位刮动。

4. 妊娠妇女的腹部、乳房不宜用此法。

5. 刮痧过程中，若患者出现冷汗不止、头晕、脉沉等现象，应停止刮动，嘱其平卧休息，予以服用温开水等措施。

6. 刮痧毛巾或包布、熟鸡蛋白一人一用，银手镯用后要及时清洗消毒。

7. 刮痧结束后，及时清洁、擦干患者皮肤，协助其穿衣，交代注意事项，如刮痧后不宜发怒、烦躁或忧思焦虑，4—6 小时内勿洗冷水、吹冷风，勿进食生冷瓜果和油腻食品等，预防着凉加重病情。

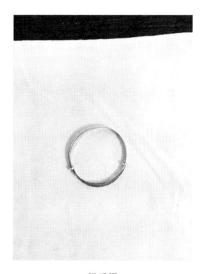

银手镯

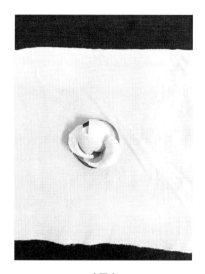

鸡蛋白

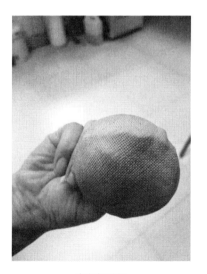

布包银手镯

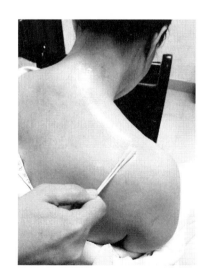

上润滑油

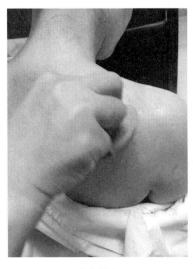

肩部刮痧 颈部刮痧

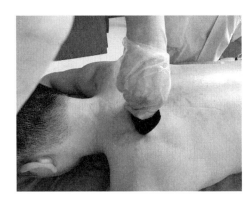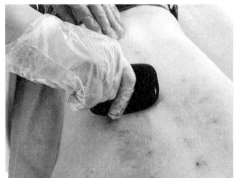

刮痧板刮肩部 刮痧板刮背部

七、刮痧疗法意外的预防及处理：

皮肤刮伤。

表现：皮肤发红或出现破损。

处理：皮肤保持清洁，局部涂以烫伤膏（油），预防感染。

预防：注意刮痧时不可用暴力，同一部位局部刮痧时间不宜过长。

八、来源备注：

（一）提供者

黄玉英等，瑶族，医生，金秀瑶族自治县金秀镇。

（二）收集者

王粤湘、农秀明、彭锦绣、张秀华，广西中医药大学第一附属医院。

第十二节 火灼疗法

（瑶文：Deih ziepc nyeic hlamv　douz buov liaoh fatv

国际音标：Tei³¹ tsiep¹³ ŋei³¹ ɬam⁵⁴　tou²³¹ puo⁵⁴ liao³¹ fat⁵⁴）

一、技术操作名称及概述

（一）技术操作名称：火灼疗法（瑶文：douz buov liaoh fatv，国际音标：tou²³¹ puo⁵⁴ liao³¹ fat⁵⁴），又名灯草灸、灯火灸、油捻灸、爆火疗法等。

（二）概述：火灼疗法是指用灯芯草（又称灯草）蘸植物油点燃后在穴位上直接点灼的灸法。火灼疗法是民间常用的灯火灸法，是一种历史悠久的民间疗法，为烧灼灸法之一。[1] 明代李时珍《本草纲目》卷六记载："灯火，主治儿惊风、昏迷、搐搦、窜视诸病，又治头风胀痛。"临床上，灯火灸也用于治疗腮腺炎、呃逆、呕吐、阴痧腹痛、小儿消化不良、功能性子宫出血、手足厥冷等病症。清代对灯火灸法的研究甚多，乾隆年间陈复正所著《幼幼集成》誉灯火灸为"幼科第一捷法"，《串雅内外编》收集了不少民间灯火灸的验方，外治大家吴师机著《理瀹骈文》将灯火灸的研究推到顶峰。[2] 灯火灸具有活血散瘀、祛风除湿、舒筋活络、止痛的作用。临床上常有明灯爆灸法（明火直灸法）、阴灯灼灸法（熄灯火燋法）、压灯指温熨法、灯芯炷灸法（灯芯炷明灸法）、灯火隔艾叶灸法（明灯隔艾爆灸法）等方法。

二、沿用时间：150 多年

三、适应症：

1. 痛经、产后风、关节痛等痛症。

---

[1]唐植纲. 灯火灸疗法应用概况 [J]. 中国民间疗法，2009，17（10）.
[2]叶成鹊，韩碧英. 灸法的临床应用第十一讲：灯芯草灸和斑蝥灸 [J]. 中级医刊，1990，25（4）.

2. 急性病症，包括小儿急性病。

四、禁忌症：

1. 合并有心血管、肝、肾等严重原发性疾病者。

2. 合并有精神病的患者。

五、操作步骤：

（一）操作前准备

1. 治疗环境的准备：诊室保持整洁，空气新鲜，光线充足。室内温度保持在 22℃—25℃。冬天关门窗，避寒冷与风吹，注意保暖。

2. 用物准备：灯芯草、植物油（菜籽油、花生油、麻仁油或豆油）、软棉纸或脱脂棉、酒精灯、火柴等。

3. 患者准备：

（1）核对医嘱：了解患者当前症状、临床表现、既往史、过敏史，做好解释工作，说明本方法的操作事项，消除恐惧心理，取得患者的信任。嘱患者排空大小便。

（2）取舒适体位：协助患者取舒适体位，暴露部位，方便操作，注意保暖。

（二）操作流程

物品准备—患者准备—火灼疗法—观察（如感不适即可停止）—疗法毕—整理—交代注意事项。

1. 选穴：委中、阴陵泉、阳陵泉、丰隆、承山、关元、足三里、中脘、气海、中极、乳根、天枢、子宫穴、阿是。

2. 操作：患者取舒适体位，医者位于其右侧，取酒精灯并点燃，用龙胆紫药水或有色水笔在患者施治穴位处做标记。

（1）明灯爆灸法：取灯芯草一根，长度约 10 厘米，将灯芯草一端浸入植物油（菜籽油、花生油、麻仁油或豆油）中 1—3 厘米，取出后用软棉纸或脱脂棉吸去灯芯草上成滴多余的浮油，以避免因油黏在灯芯草上过多，点燃后油珠滴落造成患者烫伤。医者用拇指、食指二指捏住灯芯草上部三分之一处，在酒精灯上点着，然后向患者穴位处缓缓移动，并在穴旁稍停，待火焰由小刚一变大时，立即将燃端垂直接触穴位标记点，一触即离开，听到"啪"一声爆响，即告成功，此为 1 壮。点灸顺序为先上后下、先背后腹、先头身后四肢。本法用于治疗各种常见病、多发病。痛经一般于经前 5 天进行。点灸每 3—5 日 1 次，5—7 次为 1 个疗程。

（2）阴灯灼灸法：取灯芯草 1—2 根，长约 10 厘米，把灯芯草蘸植物油（菜籽油、花生油、麻仁油或豆油）并点燃约半分钟后吹灭，停约半分钟，待灯芯草温度稍降，即利用余烬迅速灼灸于治疗穴上，一触即起为 1 壮，每穴可以雀啄般地灼灸 1—3 壮。本法具有安全可靠、疗效良好、无灼伤之弊的特点，可消除患者的害怕心理，适用于各种急性病和慢性病的治疗。

（3）压灯指温熨法：取灯芯草 1—3 根，长约 10 厘米，把灯芯草蘸植物油（菜籽油、花生油、麻仁油或豆油）后点燃明火，然后术者把拇指指腹靠近灯芯草火，旋即把拇指指腹的温热迅速移压在治疗部位或治疗穴位上熨灼之，每穴可如此反复做 3—5 次。本法属间接熨灸法，具有安全可靠、不直接灼伤皮肤等优点，适用于婴幼儿、老年、虚弱的慢性疾病患者以及害怕灯火灼的患者。通常用于 2 周岁以下的婴幼儿。

（4）灯芯炷灸法：取灯芯草 1—2 根，用剪刀剪成 1 厘米长，即为灯芯炷。将剪下的灯芯炷浸于盛有植物油（菜籽油、花生油、麻仁油等均可）的器皿中备用。治疗时将油浸后的灯芯炷稍行滴干，用软棉纸或脱脂棉吸去灯芯炷上多余的浮油，然后用小镊子夹灯芯炷竖直置于治疗穴位上，以火柴点燃，任其燃烧。每燃完 1 炷为 1 壮，每穴可烧 1—2 壮。本法类似于艾炷灸法，属直接着肤灸，灸后局部皮肤有轻微灼伤，适用于老年人，妇人的慢性、虚损性疾病的治疗。

（5）灯火隔艾叶灸法：术前先取陈艾叶 5—10 片放进盛有烧酒的器皿中，使之浸渍湿透。施灸时，将浸泡过烧酒的艾叶（不可撕破）带酒贴于应灸的穴位上，然后取灯芯草 1—2 根，用剪刀剪成 2—3 厘米长，蘸上植物油（菜籽油、花生油、麻仁油或豆油），点燃明火，旋即以快捷的动作，对准选灸穴位，直接灸艾叶中点，灯芯草明火猛一接触艾叶就会熄灭，此为 1 壮。每穴一般可灸 1 壮，也可按病情需要，灸 2—3 壮。本法属间接灯火灸，具有安全可靠、不直接灼伤皮肤等优点，适用于寒性的疼痛症，如风寒湿痹、风寒头痛、寒性痛经、寒性风湿关节炎、阴疽、瘰疬、鹤膝风等慢性疾病。

3. 疗程：一般 3—5 日 1 次，急性病可每日 1 次（但须避开原灸点），5—7 次为 1 个疗程。

六、注意事项：

1. 操作前做好患者的解释工作。主要向患者解说本法的特点、疗效以及需其配合的事项，以消除患者害怕火灼的心理，提高其信心，使其配合施灸。

2. 灯芯草蘸油应适量。

3. 灯芯草火焰勿过大。灯芯草点着时，浸油端宜略高于另一端，或使之呈水平状，以防火焰过大。

4. 点灸动作宜迅速。术者手持灯火，稳定对准选穴，待火焰由小刚一变大时，立即将燃端垂直接触穴位标记点，勿触之太重或离穴太远，要似触非触，若即若离，一触即离，"啪"一声爆响即告成功。

5. 点灸顺序应准确。点灸顺序为先上后下、先背后腹、先头身后四肢。

6. 点灸时预防烫伤和皮肤感染。点灸时及时清理火星，以防掉落导致烫伤。灸后局部稍起红晕或起疱等轻微的火灼焦点，应注意保持局部清洁，嘱患者不要用手抓破或擦破水疱，以免发生感染。如有水疱，可用针挑破，挤去黄水，然后涂万花油或烧伤膏或龙胆紫药水，预防感染。

7. 注意禁忌症：严重心脑血管疾病、癫痫、精神疾病、高热的患者和皮肤破溃等情况不宜施灸。面部、大血管暴露部分及重要器官、黏膜附近不宜施灸。妇女妊娠期，腰、骶部、少腹部不宜施灸。小儿哭时，不能强行烧灯火，需待其哭毕换气后才能烧，防止烧反筋。因本法属火热刺激，凡实性、热性病证，不宜施灸。小儿因为皮肤娇嫩，取穴宜少，应多选用阴灯灼灸法，不提倡明灯爆灸法。

8. 灸后4小时内勿洗澡、吹冷风，避免寒邪入侵。有小块灼伤者，要保持清洁。灸后3日内忌生冷食物，不宜沾生水，以防降低疗效和局部感染。

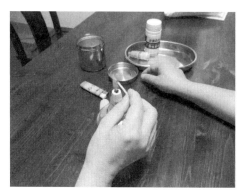

点火

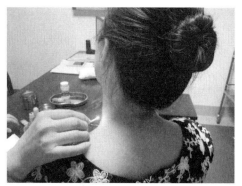

颈部灸

七、火灼疗法意外的预防及处理：

皮肤灼伤。

表现：皮肤发红或出现水疱。

处理：皮肤保持清洁，局部涂以万花油或烫伤膏（油），预防感染。

预防：灯芯草用火点着时，使之呈水平状，以防火焰过大。点灸动作宜迅速，局部停留时间不宜过长。

八、来源备注：

（一）提供者

黄玉英等，瑶族，医生，金秀瑶族自治县金秀镇。

（二）收集者

王粤湘、张秀华、彭锦绣、农秀明，广西中医药大学第一附属医院。

第三章

瑶医特色疗法在常见病中的临床应用

（瑶文：Deih faam zung　yiuh ei terc setv liaoh fatv yom fangh jianx baengx deng nyei lingh cuangh yingx yongx

国际音标：Tei³¹ fa：m³³ zuŋ³³　jiu³¹ ei³³ thə¹² set³³ liao³¹ fat⁵⁴ jom³³ faŋ³¹ tɕian²⁴ pɛːŋ²⁴ teŋ³³ ȵei³³ liŋ³¹ tshuaŋ³¹ jiŋ²⁴ joŋ²⁴）

瑶族是一个承载着千年历史沧桑的古老民族。瑶族人民长期居住在高山幽谷之中，一年四季高山多雨多雾，瘴雾弥漫，人们过着刀耕火种、食尽则徙的生活，容易受疾病的侵袭。瑶族人民在与恶劣的自然环境和疾病的斗争中，积累了丰富的防病治病经验，形成了一些独具一格的瑶族医药治病疗伤的方法。经过数百年的积淀与发展，瑶医药已成为我国传统医药的一个重要组成部分，具有显著的民族性、地域性、实用性和传统性，是民族地区重要的医药卫生资源。瑶族医药治病疗伤除用药内服、外敷、熏蒸、外洗外，还发现了许多简便廉验的外治疗法，如竹筒梅花针疗法、火针疗法、烧针疗法、刺血疗法、油针疗法、杉刺疗法、火攻疗法、神火灸、药灸、针挑、梳乳疗法、滚蛋疗法、刮痧疗法、挑痧疗法等，其中非药物外治疗法有药衣疗法、药巾疗法、药冠疗法、药榻疗法、药被疗法、药枕疗法、佩药疗法、握药疗法、脐药疗法、鼻药疗法等 10 多种。这些疗法可调整气血归于平衡，使人体各部恢复正常功能。常用特色疗法如瑶医药浴、针挑、火攻、熏洗、药灸等成为预防和治疗疾病的一些独特治疗技法，在临床上应用于促进产后妇女康复，治疗风湿病、关节痛、原发性痛经、肠易激综合征等并取得较好的疗效。现就临床应用情况综述如下。

第一节　瑶药浴疗法临床应用

（瑶文：Deih yetv hlamv　yiuh ndien aengc liaoh fatv lingh cuangh yingx yongx

国际音标：Tei^{31} jet^{54} ɬam^{54}　jiu^{31} dien^{33} ɛŋ^{13} liao^{31} fat^{54} liŋ^{31} tshuaŋ^{31} jiŋ^{24} joŋ^{24}）

1. 产后康复（postpartum rehabilitation）

张惠等[1][2]将正常分娩的妇女 240 例随机分为实验组和对照组两组，每组 120 例。对照组于产后给予常规会阴消毒，新生化颗粒 12 克热水冲服，每日 2—3 次，1 个月为 1 疗程。实验组以瑶医康复排毒方用于产后妇女康复，药物组成：鸡血藤 80 克，龙爪藤 60 克，阴阳风 60 克，木杜仲 60 克，龙须藤 60 克，穿破石 60 克，沙图木 60 克，金折木 60 克，过山风 60 克，当归藤 60 克，黄骨风 60 克，九节风 60 克，大节风 80 克，左里藤 80 克，金钱风 80 克，六月早 60 克。将药物平均分为 3 包，分别于分娩之后 24 小时、半个月之后、1 个月后洗浴。两组均治疗 1 个月后进行观察。结果：实验组、对照组显效率分别为 92.5%、73.3%，差异有统计学意义（P<0.05）；实验组、对照组并发症发生率在治疗一周后分别为 14.17%、50.83%，在治疗 42 天后为 0.83%、11.67%，差异有统计学意义（P<0.05）。产后第 3 天，实验组恶露量较对照组同时段明显减少，差异有统计学意义（P<0.05），实验组恶露干净时间明显短于对照组，差异有统计学意义（P<0.05）。两组产妇治疗 2 个月后血分析指标比较，实验组 RBC（红细胞）、Hb（血红蛋白）均较对照组升高，差异有统计学意义（P<0.05），PV（血浆黏度）、FIB（纤维蛋白原）较对照组明显改善（P<0.05）；而治疗后两组间 HCT（红细胞压积）、ESR（红细胞沉降率）变化不大（P>0.05）。

2. 产后身痛（postpartum pantalgia），产后风湿（postpartum rheumatism）

许桂贤[3]将产后身痛的产妇分为对照组和研究组各 100 例，对照组给予黄芪

---

[1]张惠，梁英凤，王换新，等. 瑶医康复排毒方用于产后康复的临床研究［J］. 湖北中医药大学学报，2014，16（5）.

[2]张惠，梁英凤，卿红英，等. 瑶医康复排毒方促进顺产后子宫复旧 120 例疗效观察［J］. 新中医，2015，47（10）.

[3]许桂贤. 瑶医药浴在产妇产后身痛 100 例中的应用［J］. 中国民族民间医药，2014，23（11）.

桂枝五物汤加减中药汤剂口服，每天一剂。研究组用自拟"产浴草"进行瑶医药浴疗法，方中药物为：倒钩刺100克，五指风100克，香茅40克，防风草50克，枫木叶50克。每日一次，两组10天为1个疗程。治疗后研究组、对照组临床有效率分别为86.0%、63.0%，差别有显著的统计学意义（P<0.01）。研究组患者的满意情况显著高于对照组（P<0.05）。李拥军等[1]应用五指牛奶、大血藤、九节茶、杜仲藤、穿破石、鸡血藤等瑶药煎液进行瑶药浴防治产后身痛、骨关节痛、受寒淋雨后身痛等，取得一定效果。

3. 风湿关节炎（rheumatoid arthritis），风湿痹病（rheumatic disease）

黄玲玲等[2]采用瑶医药浴治疗类风湿关节炎患者80例，随机分为对照组和观察组各40例。对照组给予常规的药物治疗配合常规护理，观察组在对照组治疗的基础上，采用瑶医药浴特色护理进行干预。观察组治疗时瑶医药浴选用配方[3]：两面针、宽筋藤、海金子、血风藤、毛杜仲藤、九龙藤、厚叶五味子、冷饭藤、买麻藤、海风藤、大血藤、钩藤、草珊瑚、常春藤、鸡血藤、金缕半枫荷、黑风藤、雀梅藤、络石藤、接骨木、小叶买麻藤、多花勾儿茶、飞龙掌血、舞花姜、铁包金、兔儿伞、大果马蹄荷、透骨香等各30克。煎液洗浴，药液以淹没患者肩头（坐姿）为宜。每周固定洗浴2次，每次洗浴时间间隔3—4天，1个月后观察疗效。结果，两组患者的晨僵时间、双手握力、关节压痛指数、关节肿胀等与治疗前比较，均得到明显改善（P<0.01），且观察组总有效率为77.5%，优于对照组的52.5%（P<0.01）。王政等[4]运用瑶族"枫荷沐浴液"药浴治疗风湿痹病21例，治愈5例，有效15例，无效1例，总有效率为95.2%。患者接受治疗后病变关节功能恢复显著。

4. 半身不遂（hemiplegia）

卓春玲[5]应用瑶医半身不遂外洗奇方治疗脑卒中后遗症40例。将半身不遂患者随机分为治疗组和对照组，每组40例。两组均常规应用传统的针刺、中药辨证施治、康复功能训练等治疗。治疗组在此基础上予以瑶医半身不遂外洗奇方治

---

①李拥军，郭玉荣，尹智功. 瑶族药浴防治风湿病［J］. 西部中医药，2014，17（11）.
②黄玲玲，闫国跃，邓秋兰，等. 瑶医药浴对改善类风湿关节炎患者临床症状的效果评价［J］. 护士进修杂志，2016，31（1）.
③滕红丽，梅之南，郭力城. 瑶医特色庞桶药浴疗法在风湿免疫病治疗中的应用研究［J］. 时珍国医国药，2010，21（3）.
④王政，龙运光，袁涛忠，等. 瑶族药浴治疗风湿痹病临床观察［J］. 中国民族医药杂志，2000，6（2）.
⑤卓春玲. 瑶医半身不遂外洗奇方治疗脑卒中后遗症疗效观察［J］. CJCM中医临床研究，2016，8（10）.

疗。瑶医半身不遂外洗奇方组成为：倒勾风 50 克，宽筋藤 30 克，大牛奶 30 克，散血藤 50 克，蓖麻 30 克，三妹木 30 克，大妖风 30 克，梨桐风 30 克，五色花 30 克，黑节风 50 克，羊肌藤 30 克，八角风 30 克，枫荷桂 50 克，半枫荷 50 克，络石藤 20 克，王不留行 30 克，黄双刺 30 克。每天 2 次，10 天为 1 个疗程。对照组予以常规活血化瘀类中药外洗。结果两组总有效率比较差异均有统计学意义（P＜0.05）。

5. 肝病高胆红素血症（hyperbilirubinemia in liver disease）

李海强等[①]应用瑶医庞桶药浴治疗肝病高胆红素血症患者 60 例。随机将患者分为常规对照组（A 组，常规西医综合治疗）和瑶医庞桶药浴治疗组（B 组，在对照组治疗的基础上加用瑶医庞桶药浴治疗）。瑶医庞桶药浴药物组成：卷柏、三托莲、黄花倒水莲、两面针、四方藤、满山香、毛杜仲藤、绣花针、刺黄连、金线吊葫芦、十全大补、三角枫等各 30—50 克。洗浴时间一般为 20—40 分钟。每天 1 次，连用 2 周。结果瑶医庞桶药浴治疗组总有效率比常规对照组明显较高，两组比较差异有统计学意义（P＜0.05）。治疗后两组患者在黄疸、皮肤瘙痒、乏力、纳呆、腹胀、肝区疼痛的症状在积分方面差异显著（P＜0.05），B 组积分低于 A 组（P＜0.05）；肝功能主要指标 TBIL（总胆红素）、ALT（谷丙转氨酶）、ALB（白蛋白）、GGT（谷氨酰转肽酶）的改善方面较治疗前明显，差异有统计学意义（P＜0.05），且治疗组明显优于对照组（P＜0.05）。

---

①李海强，李民杰，于玉秀，等. 瑶医庞桶药浴治疗肝病高胆红素血症疗效观察 [J]. 中华中医药杂志（原中国医药学报），2017，32（11）.

第二节　针挑疗法临床应用

瑶文：Deih nyeih hlamv　sin zeix liaoh fatv lingh cuangh yingx yongx

国际音标：Tei³¹ ɲei³¹ ɫam⁵⁴　sin³³ tsei²⁴ liao³¹ fat⁵⁴ liŋ³¹ tshuaŋ³¹ jiŋ²⁴ joŋ²⁴）

1. 类风湿关节炎（rheumatoid arthritis）

钟丽雁等[1]应用瑶医针挑疗法在临床上治疗类风湿关节炎取得了良好的效果，能在一定程度上较快减轻关节红肿疼痛，减少西药的使用剂量和种类，缩短病程。

2. 原发性痛经（primary dysmenorrhea）

林辰、范小婷等[2][3]在腰骶部夹脊穴（相当于中医八髎穴）、踝上排（相当于中医三阴交穴）上实施瑶医针挑疗法治疗原发性痛经 120 例。于经前 15 天开始治疗，每 5 天治疗 1 次，以 1 个月为 1 个疗程，在经期不做治疗，连续治疗 3 个疗程。疗程结束后，临床治愈 73 例，显效 26 例，有效 13 例，无效 8 例，总有效率为 93.3%。其中，轻度痛经的治疗效果最佳，总有效率为 100%；其次为中度痛经者，总有效率为 93.4%；最后为重度痛经者，总有效率为 89.3%。应用瑶医针挑治疗后的症状积分较治疗前明显降低（$P<0.05$）。范小婷等[4]将 100 例原发性痛经患者随机分为治疗组（瑶医针挑疗法）50 例和对照组（壮医药线点灸疗法）50 例。治疗组以针挑加拔罐对腰骶部夹脊穴（相当于中医八髎穴）、踝上排（相当于中医三阴交穴）施治，每 5 天治疗 1 次，经前期开始治疗，经期不做治疗。对照组用壮医药线点灸脐周四穴、（腹）梅花穴（在少腹疼痛时最明显点或触诊时最敏感点及周围取）、下关元、三阴交。全部病例均每天点灸 1 次，重者可点灸 2 次，每隔 2 天点灸 1 次，以 1 个月为 1 个疗程，连续治疗 3 个疗程。结果：治疗组、对照组的痊愈率分别为 46%、50%，总有效率分别为 92%、

①钟丽雁，李凤珍，梁艳，等. 瑶医针挑疗法治疗类风湿关节炎的规范化研究［J］. 中国民族民间医药，2013，(2).
②林辰，陈攀，范小婷，等. 瑶医针挑疗法治疗原发性痛经临床疗效观察［J］. 时珍国医国药，2015，26 (7).
③范小婷，方刚，林辰. 浅析瑶医针挑疗法治疗痛经的技术特点［J］. 针灸临床杂志，2014，30 (9).
④范小婷，林辰. 瑶医针挑疗法与壮医药线点灸疗法治疗原发性痛经的疗效对比［J］. 中医临床研究，2014，6 (32).

96％，差异无统计学意义（P＞0.05）。治疗后，两组症状积分比较无明显差别（P＞0.05）。瑶医针挑加拔罐与壮医药线点灸疗法同样对原发性痛经有较好的临床疗效。

第三节　火攻疗法临床应用

（**瑶文**：Deih faam hlamv　douz jom liaoh fatv lingh cuangh yingx yongx

国际音标：Tei³¹ faːm³³ ɬam⁵⁴　tou²³¹ jom³³ liao³¹ fat⁵⁴ liŋ³¹ tshuaŋ³¹ jiŋ²⁴ joŋ²⁴）

1. 缺血性脑卒中（ischemic stroke）

周哲屹等[1]以瑶医神火灸治疗缺血性脑卒中 20 例为观察组，并设立对照组，对照组予以基础治疗和综合康复治疗，观察组在此基础上加瑶医神火灸治疗，取穴肩井、肩髃、曲池、合谷、三阴交、足三里、环跳。每个穴位或部位施灸 3—5 分钟，至皮肤稍起红晕为度。在治疗中病人的取穴、体位采取轮换取用法。每日 1 次，每次 20 分钟，7 天为 1 个疗程，连用 2 个疗程。结果：观察组、对照组有效率分别为 95％、85％，两组疗效比较差异有统计学意义（P＜0.05）；两组治疗后的 NIHSS（脑卒中评分表）、ADL（日常生活活动能力）评分较治疗前明显改善，差异有统计学意义（P＜0.05），观察组治疗后的 NIHSS（脑卒中评分表）、ADL（日常生活活动能力）评分改善优于对照组（P＜0.05）；两组治疗后炎性因子 IL-1、IL-6、TNF-α 较治疗前显著降低，差异有统计学意义（P＜0.05），并且观察组治疗后炎性因子降低程度优于对照组（P＜0.05）。周哲屹等[2]用瑶医神火灸治疗卒中后肩手综合征。治疗时取肩井、肩髃、肩贞、肩髎局部要穴，配合取曲池、合谷，每天 1 次，每次 20 分钟，7 天为 1 个疗程，连用 2 个疗程。治疗 2 周后患者肩部疼痛较前明显缓解，VAS（视觉模拟疼痛评分表）疼痛评分减少，活动受限好转。

[1]周哲屹，卢昌均，刘国成，等．瑶医神火灸治疗缺血性脑卒中的临床疗效及对炎性因子的影响［J］．中西医结合心脑血管病杂志，2016，14（2）．
[2]周哲屹，卢昌均，韦冰心，等．瑶医神火灸治疗卒中后肩手综合征经验拾要［J］．环球中医药，2015，8（10）．

2. 肠易激综合征（irritable bowel syndrome）

潘文斌等[1]将 90 例肠易激综合征患者随机分为观察组 60 例和对照组 30 例。对照组给予口服马来酸曲美布汀片 0.2 克，每日 3 次。观察组根据不同证型取穴并采用瑶医火攻疗法。脾虚湿阻证：取脾俞、胃俞、大肠俞、章门、天枢、足三里、三阴交；肝郁脾虚证：取肝俞、脾俞、大肠俞、天枢、足三里、三阴交、行间；脾肾阳虚证：取脾俞、肾俞、命门、大肠俞、天枢、关元、足三里、三阴交；脾胃湿热证：取脾俞、胃俞、大肠俞、天枢、上巨虚、足三里、三阴交。每个穴位点灸 8—10 次，每日治疗 1 次，治疗期间停服其他中西药物。两组以 4 周为 1 个疗程。结果：观察组临床痊愈 16 例，显效 21 例，有效 15 例，无效 8 例，总有效率为 86.7%；对照组临床痊愈 3 例，显效 10 例，有效 8 例，无效 9 例，总有效率为 70.0%，观察组优于对照组（P＜0.05）。观察组辨证分型治疗腹泻型 IBS 在腹痛、大便次数、腹胀症状的改善方面与对照组比较，差异有统计学意义（P＜0.05）。陆廷信等[2]将符合纳入标准的脾肾阳虚型腹泻型 IBS 患者 60 例随机分为治疗组、对照组各 30 例，治疗组选择脾俞、肾俞、命门、大肠俞、天枢、关元、足三里等穴位给予瑶医火攻疗法，每个穴位点灸 8—10 次，每日治疗 1 次，对照组给予马来酸曲美布汀片口服，两组均以 4 周为 1 个疗程。结果：总有效率治疗组为 86.7%，对照组为 66.7%，差异有统计学意义（P＜0.05），治疗组在腹痛、大便次数症状的改善方面优于对照组，差异有统计学意义（P＜0.05）。

3. 功能性便秘（functional constipation）

陆廷信等[3]应用瑶医火攻疗法治疗脾肾阳虚型功能性便秘 34 例（观察组），并与口服枸橼酸莫沙必利组 34 例（对照组）进行对比，前者具有较好疗效。治疗时两组病例基础治疗相同。观察组选择大肠俞、天枢、上巨虚、脾俞、肾俞、足三里、关元等穴位施点灸，先大肠俞、脾俞、肾俞，后关元、天枢、足三里、上巨虚，依次进行。每个穴位点灸 6 次，每日治疗 1 次，以 3 周为 1 个疗程，治疗期间停服其他中西药物。结果：观察组与对照组相比，总有效率、治愈率两组

---

[1] 潘文斌，陆廷信，王丽荣. 瑶医火攻疗法治疗肠易激综合征 60 例临床疗效观察 [J]. 中国民族民间医药，2015，（01）.
[2] 陆廷信，潘文斌，王丽荣. 瑶医火攻疗法治疗脾肾阳虚型腹泻型 IBS30 例 [J]. 中国中医药现代远程教育，2015，13（1）.
[3] 陆廷信，潘文斌，王丽荣. 瑶医火攻疗法治疗脾肾阳虚型功能性便秘 34 例 [J]. 中国中医药现代远程教育，2017，15（3）.

有显著性差异(P＜0.05)。潘文斌等①选择脾胃科门诊、住院患者120例，随机分为观察组和对照组。两组病例基础治疗相同，对照组口服枸橼酸莫沙必利5毫克，每天3次。观察组采用瑶医火攻辨证分型治疗，穴位选择：大肠俞、天枢、上巨虚为主穴，同时根据不同证型加减。肠道实热证：加曲池、合谷；肠道气滞证：加行间、阳陵泉；肺脾气虚证：加脾俞、肺俞、足三里、气海；脾肾阳虚证：加脾俞、肾俞、足三里、关元；津亏血少证：加膈俞、血海、三阴交。两组治疗以3周为1个疗程，治疗期间停服其他中西药物。结果：两组治疗前后症状评分差异显著。观察组在大便次数、排便用力情况、大便性状症状的改善方面与对照组比较，差异有统计学意义（P＜0.05），观察组的总有效率、痊愈率均优于对照组，两组差异有统计学意义（P＜0.05）。中医辨证分型各组总有效率对比，肺脾气虚证、脾肾阳虚证、肠道气滞证三型之间总有效率无统计学差异（P＞0.05），肺脾气虚证、脾肾阳虚证与肠道实热证比较有统计学差异（P＜0.05）。

第四节　熏洗疗法临床应用

（**瑶文**：Deih feix hlamv　kangx nzaox liaoh fatv lingh cuangh yingx yongx

国际音标：Tei³¹ fei³³ ɬam⁵⁴　khaŋ²⁴ dzao²⁴ liao³¹ fat⁵⁴ liŋ³¹ tshuaŋ³¹ jiŋ²⁴ joŋ²⁴）

风湿寒性关节痛（wind dampness and cold joint pain）

何最武等②将符合条件的风湿寒性关节痛患者226例按分层随机原则，分成熏洗组91例，中药内服组67例，熏洗加中药内服组68例。熏洗组：采用飞龙掌血50克，大发散60克，九节风、大钻、上山虎、半枫荷、七叶莲、海桐皮、牛膝各30克，加工成粗末剂，按病变大小，每日取1—2剂，加水3000—5000毫升煎煮30分钟左右，然后滤取药液趁热先熏后洗患处，每天2—3次，每次30—60分钟。中药内服组：采用风湿寒性关节痛基本方辨证加减，每日取1剂。熏洗加中药内服组，按熏洗组及中药内服组方法同时应用。三组均以10天为1

---

①潘文斌，赵建峰，陆廷信，等. 瑶医火攻辨证分型治疗功能性便秘的临床观察［J］. 中国民族民间医药，2016，25（22）.
②何最武，莫莲英，袁庆忠，等. 瑶医熏洗疗法治疗风湿寒性关节痛的临床研究［J］. 中国民族医药杂志，1997，3（2）.

个疗程。结果治疗后三组对疼痛、压痛、关节功能和整体活动障碍等临床指标均有明显下降（P＜0.01），熏洗组和熏洗加中药内服组优于中药内服组（P＜0.01），但熏洗加中药内服组的临床指标下降差值无显著差别（P＞0.05）。

第五节　药灸疗法临床应用

（瑶文：Deih hngz hlamv　ndien jiu liaoh fatv lingh cuangh yingx yongx

国际音标：Tei³¹ ŋ²³¹ ɬam⁵⁴　dien³ tɕiu³³ liao³¹ fat⁵⁴ liŋ³¹ tshuaŋ³¹ jiŋ²⁴ joŋ²⁴）

1. 膝关节骨性关节炎（knee osteoarthritis）

董明姣等[1]在使用瑶药柚子枫丸内服、柚子枫酒外擦的基础上，应用药灸疗法先局部灸，然后进行穴位灸，取梁丘、血海、委中、阴陵泉、阳陵泉、足三里、丰隆、承山、太冲、内庭穴。每穴3—5炷，每日1—2次，7天为1个疗程，2个疗程后观察疗效。结果治疗膝关节骨性关节炎208例，治愈72例，显效82例，有效48例，无效6例，总有效率达97.11%。

2. 类风湿性关节炎（rheumatoid arthritis）

闫国跃等[2]用童尿炮制过的断肠草（瑶族地区的传统做法）烧灸阿是穴等治疗类风湿性关节炎，每日治疗1次，治疗时无口服药物，10次为1个疗程，每个疗程间隔2—3天，取得较好的效果。断肠草烧灸可温阳通脉，经童尿炮制后增强其温阳的作用，治疗时直接用暗火烧灸，借灸火的热力给人体以温热刺激，起到疏通筋脉、活血化瘀、调和盈亏、扶正祛邪的功效。

[1]董明姣，黄盛新. 瑶医柚子枫丸内服结合药灸疗法治疗膝关节骨性关节炎208例［J］. 辽宁中医杂志，2009，36（3）.
[2]闫国跃，李彤，符标芳. 瑶医特色灸法治疗风症的应用研究［J］. 中国民族民间医药杂志，2012，（3）.

第六节　综合疗法临床应用

（瑶文：Deih luoqc hlamv　zongh hopc liaoh fatv lingh cuangh yingx yongx

国际音标：Tei³¹ luo¹² ɬam⁵⁴　tsoŋ³¹ hopc¹² liao³¹ fat⁵⁴ liŋ³¹ tshuaŋ³¹ jiŋ²⁴ joŋ²⁴）

1. 肝硬化腹水（ascites due to cirrhosis）

贝光明等[1]将 60 例确诊为肝硬化腹水的患者随机分为常规对照组和瑶药治疗组两组，每组各 30 例。常规对照组采用卧床休息、限钠、合理利尿、保肝护肝、补充白蛋白或血浆、维持水电解质平衡以及抗生素控制感染等西医综合治疗法治疗。瑶药治疗组在对照组治疗的基础上，采用瑶药敷脐联合药浴疗法治疗。每日 1 次，连用 3 周。结果瑶药治疗组总有效率为 90%，明显优于常规对照组的 66.67%。瑶药治疗组在改善患者的临床症状、肝肾功能、肝纤维指标、门脉血流动力学及复发率方面也明显优于常规对照组，差异有统计学意义（P<0.05）。

2. 急性痛风性关节炎（acute gouty arthritis）

刘江等[2]将 60 例急性痛风性关节炎患者随机分为治疗组和对照组，每组各 30 例。对照组采用口服双氯芬酸钾片 50 毫克，每天 2 次，别嘌醇片 0.1 克，每天2—3次。治疗组采用瑶药结合药灸疗法治疗。①瑶药内服：荣可咪 15 克，入山虎 15 克，柚子枫 10 克，铁扫把 10 克，五指牛奶 10 克，土茯苓 40 克，石苇 20 克，薏苡仁 30 克，泽泻 20 克，赤芍 30 克，僵蚕 15 克，慢火水煎 30 分钟，分 2 次服，每天 2 次。②药灸疗法：局部灸与穴位灸相结合。穴位灸取委中、阴陵泉、阳陵泉、足三里、太冲。每日 1—2 次。两组疗程均为 3 个月。结果：治疗组与对照组总有效率分别为 96.67%、93.33%，差异无统计学意义（P<0.05）。但治疗组在改善血尿酸、血沉方面优于对照组，且无明显的毒副作用，差异有统计学意义（P<0.05）。许诺碧[3]自拟瑶药驱风壮骨止痛汤，在汤药、药酒、胶囊口服的基础上，用燃烧的走马胎火攻患处，并应用老生姜、打不死、鲜

①贝光明，李海强，曾红儒，等. 瑶药敷脐疗法结合药浴治疗肝硬化腹水临床观察［J］. 中华中医药学刊，2015，33（6）.
②刘江，莫绍强. 瑶药结合药灸疗法治疗急性痛风性关节炎临床观察［J］. 湖北中医杂志，2012，34（11）.
③许诺碧. 瑶药驱风壮骨止痛汤临床应用体会［J］. 中国民族医药杂志，2011，17（10）.

紫苏、拐子药、四季葱莞须、橘子皮、乌兜子、生盐各适量捣烂，制成药饼进行局部贴敷，每日 2 次，治疗 175 例，有效率为 100%。将内服、外敷、药灸等多种方法联合应用，疗效高于单独内服汤药、药酒治疗的 121 例病例，差异有显著意义（P＜0.05）。

3. 多发性硬化（multiple sclerosis）

周哲屹等[1]将 64 例确诊为多发性硬化的患者随机分为常规应用甲基强的松龙等激素对照组和加用瑶医神火灸疗法治疗组两组，每组各 32 例。治疗组以内关、尺泽、足三里、三阴交、华佗夹脊穴、中脘、关元、阿是穴为主要取穴，根据患者症状不同适度加减。每天 1 次，每次 20 分钟，6 天为 1 个疗程，休息 1 天，连用 3 周。结果两组患者 EDSS（扩展残疾状态量表）评分，治疗 1 周、治疗 3 周后与治疗前比较差异具有统计学意义（P＜0.05）。两组比较治疗 1 周时差异无统计学意义（P＞0.05），治疗 3 周后观察组的评分优于对照组（P＜0.05）；治疗组总有效率为 90.62%，对照组总有效率为 78.12%，两组比较差异具有统计学意义（P＜0.05）；两组生活能力评定（ADL Barthel 指数法）显示，两组治疗 1 周、治疗 3 周时与治疗前比较差异有统计学意义（P＜0.05）；两组生活质量评定总分显示，治疗组治疗前后除认知功能外差异具有统计学意义（P＜0.05），对照组治疗前后除认知功能、疼痛外差异具有统计学意义（P＜0.05），治疗组与对照组治疗后比较，在躯体功能、躯体致角色受限、情绪状况、疼痛方面比较差异具有统计学意义（P＜0.05）。

---

①周哲屹，卢昌均，汪鸿浩，等. 瑶医神火灸联合激素治疗多发性硬化 [J]. 吉林中医药，2017，37（5）.

后 记

（瑶文：Hingv nqaang jaangx

国际音标：Hiŋ⁵⁴ ga꞉ŋ³³ tɕa꞉ŋ²⁴）

　　《妇科常见病中、瑶医特色疗法与护理技术》在广西壮族自治区中医药管理局和广西民族出版社的支持下，经过编委会全体成员 4 年多的共同努力，终于与读者见面了。这是课题组人员对妇科常见疾病瑶医药调护经验挖掘整理研究工作的一个检验，凝聚着编著者和瑶族医药人员、瑶族群众的心血。

　　2012 年，课题组人员根据研究课题任务，开始对妇科常见疾病瑶医药调护经验进行挖掘整理。在这期间，课题组人员收集了相关书籍近 20 本、期刊 300 余册，并多次浏览广西各类图书馆及各大网站；撰写相关论文 7 篇，并发表在省级以上期刊；进行为期 4 年的实证调查，涵盖金秀、恭城、龙胜、富川、上林、马山、大化 7 个县（自治县），在问卷调查的基础上，随机抽样访谈 20 余名瑶医，对他们诊疗、护理妇科疾病的经验进行调研；访问近 1000 名瑶族妇女，收集她们在经期、婚期、孕期、产期、产褥期、更年期的护理、保健方法及切身体会。相关文献、深度访谈、问卷调查、学术研讨、跟踪观察等，使本书有了更为丰富的内涵。为此，谨向这些文献的作者、信息的提供者和受访人员表示衷心的感谢与敬意！

妇科常见疾病瑶族医药调护经验散落于瑶族民间。4年多来，课题组人员数次深入瑶乡调查，对瑶族医药调护妇科常见疾病的经验进行挖掘整理，并编写成书。在此过程中，课题组得到了许多领导、专家、学者的指导、支持和帮助。

首先要感谢课题组导师张秀华教授4年多来的谆谆教诲。她严谨的治学态度和丰富的工作经验，使我们课题组的人员终身受益。本课题在选题及研究过程中得到了张老师的鼓励与指导，课题组人员在平常的工作、生活与学习研究中也得到了张老师的鼓励与帮助。4年多来，我们课题组人员在学识上比以往有了很大的进步，对张老师的感激之情是无法用言语来表达的。此外，在确定选题时，广西中医药大学壮医药学院院长林辰教授热心为我们讲述瑶医药在妇科疾病防治方面的医疗研究状况，为课题组提供了选题方向。在调研、访谈期间，时任广西壮族自治区妇联主席王革冰、副主席田维以及金秀瑶族自治县妇联、卫生局负责人为我们课题组做好联系人、联系地点的联络工作，时任恭城瑶族自治县中医医院副院长、副主任医师欧桂，医师周贤，金秀瑶族自治县瑶医医院院长、副主任医师梁琼平引荐瑶医和当地瑶族妇女配合调研，为我们课题组进行调研、访谈当地瑶医和瑶族妇女给予了很大的帮助。我们也要感谢在撰稿时，全国名老中医、第三批全国名老中医药专家学术经验继承工作指导老师、桂派中医大师陈慧侬教授以教书育人的态度，尽职尽责地对书稿的提纲、内容提出了很多有价值的指导和建议。我们感激万分，再次向他们深深致敬！同时，课题组人员还要感谢广西中医药大学第一附属医院的领导4年多来在课题研究、工作、生活上给予的关心和帮助，感谢医院科研部全体老师对研究工作的指导。医院内外的许多老师，如李彤、雷龙鸣、钟舒阳、肖万德，在平时或者会议交流时亦给课题组人员许多启发，这是我们在课题研究过程中一笔丰厚的财富。在此，还要感谢在实地调研过程中给予课题组人员无私帮助的瑶医和朴实善良的瑶族妇女。感谢恭城瑶族自治县中医医院、龙胜各族自治县中医院、富川瑶族自治县民族医医院、金秀瑶族自治县瑶医医院等医院，他们热情地为课题组人员提供了宝贵的资料；感谢大化瑶族自治县江南乡卫生院的黄院长、白马便民门诊医师韦苗及其他工作人员，在课题组人员实地调研访谈中给予的支持和帮助；感谢金秀瑶医诊所瑶医、恭城瑶族自治县莲花镇东科村瑶族乡村医生和村民们，尤其是瑶医黄玉英、邓万祥、韦润萍、夏蔚林、李富梅，村医俸彩萍、石慧碧、陈静、吴章云、蒙文广、李玲郁、赵元强、严爱玲、文泽民、吴高娥、梁青卫，村民唐琼、林金莲、义彩慧、陈金萍、唐玉娥、宋敬代、义凤聪、邓忠秀、麦四花、范冬花、董凤有、陈明翠、邓合秀、周艳妹、潘应妹、余美凤、石周云、潘宝香、粟长妹、潘六凤、潘桂芳、潘姬芬、潘继萍、石琴、梁少娟等，他们为课题组人员提供了丰富的资料和无私帮助，他们的热情与朴实永远铭刻在我们的心中。感谢广西壮族自治区民族宗教事务委员会民族语文研究中心副处长赵春金对全书的瑶文、国际音标进行认真的翻译及审核把关。

摄制组人员在拍摄操作视频的过程中，得到了广西中医药大学第一附属医院推拿科主任医师、科主任何育风，内分泌科主任唐爱华、主管护师陆小娇、护师林小花，烫疗室主任护师农秀明和副主任护师廖桂华、赖若芸以及主管护师林小芳，急诊科主任王政林、护士长陈晓玲、护师曾丽先，治未病中心副主任医师刘园园（主任）、副主任护师刘倩（健康管理中心主任）、主治医师劳祥婷，治未病中心住院医师黄克强以及广西国际壮医医院壮医经典病房主任医师朱红梅，广西国际壮医医院名医堂桂林名中医、副主任医师欧桂，广西国际壮医医院消毒供应中心副主任医师李萍，广西国际壮医医院明秀分院医务科主任、中医副主任医师蒙繁华，广西民族出版社民族文化图书编辑中心编审覃琼送、编辑赵学祥和邓钰娟等人的大力支持，在此对他们表示衷心的感谢！

最后，还要感谢课题组成员的家人，我们的工作、学习和调查研究得到他们的鼎力帮助。家人永远是我们最坚实的后盾，他们默默的支持使我们得以潜心学习和研究，才使课题任务得以完成。感谢课题组人员在 4 年多时间的研究工作中，彼此之间像兄弟姐妹一样，真心相待，互帮互助，一起走过的日子将成为我们终生难忘的回忆。

由于编者水平有限，本书必然存在诸多不足之处，敬请专家、学者、读者朋友批评指正。

《妇科常见病中、瑶医特色疗法与护理技术》编委会

2019 年 12 月